体态

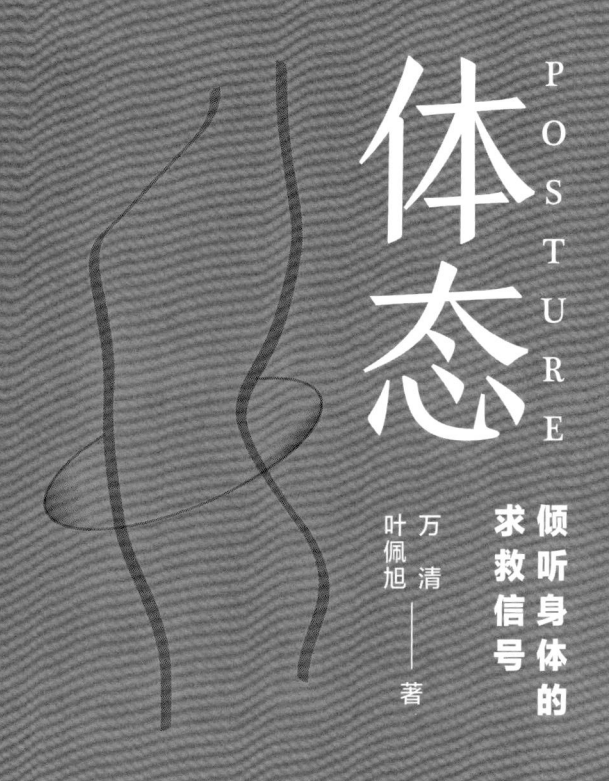

POSTURE

倾听身体的求救信号

万清 叶佩旭 —— 著

中国友谊出版公司

目　录

前言　请善待你的身体

第一章　初识：体态是什么

　　第一节　如何正确地认识体态　|　9

　　第二节　关于体态的误区　|　13

　　第三节　好体态的黄金标准　|　16

第二章　拓展：体态，不只是体态

　　第一节　一呼一吸之间的奥秘　|　21

　　第二节　慢性疼痛：身体的求救信号　|　24

　　第三节　不可分割的身体和心灵　|　30

　　第四节　调体态，促消化　|　35

第三章　筛查：了解自己的体态

　　第一节　做好准备了吗　|　41

　　第二节　通过正面观察的体态问题　|　49

　　第三节　通过侧面观察的体态问题　|　56

　　第四节　通过背面观察的体态问题　|　62

第四章　深入：体态的科学基础

　　第一节　体态执行者：关节的稳定性与灵活性　|　73

　　第二节　体态调节器：肌肉之间的博弈　|　80

　　第三节　体态指挥官：肌肉神经模式和多重感官　|　86

第五章 预备：体态训练的四种技术

第一节 体态训练术之呼吸 ｜ 95

第二节 体态训练术之自我筋膜放松 ｜ 99

第三节 体态训练术之拉伸 ｜ 103

第四节 体态训练术之抗阻力训练 ｜ 107

第六章 行动：掌握体态改善的八种工具

工具一 呼吸与激活 ｜ 117

工具二 髋关节的灵活性 ｜ 129

工具三 肩胸的灵活性 ｜ 140

工具四 核心稳定性 ｜ 150

工具五 颈椎的功能平衡 ｜ 160

工具六 足踝的功能平衡 ｜ 168

工具七 背部强化 ｜ 181

工具八 下肢整合 ｜ 187

第七章 持续：制订你的专属计划

第一节 上半身训练计划模板 ｜ 201

第二节 核心区训练计划模板 ｜ 203

第三节 下半身训练计划模板 ｜ 205

第四节 全身训练计划模板 ｜ 207

结束语 回归你的自然生活

前言　请善待你的身体

一

近年来，不管是在健身房还是在线社区，体态和各种各样的相关问题越来越多被大家谈及。对于这种现象，我们内心是喜忧参半的。喜的是有更多人开始关注体态，忧的则是体态问题之普遍。

不同的人关注体态的出发点不同。有些人觉得自己的腿不直或不好看，希望通过训练来改善；有些人感受到身体的紧绷和不适，想放松却不得法；还有些人发现自己特别容易受伤，比如穿高跟鞋容易崴脚，跑步时膝盖容易受伤，希望能借此重新打好基础。也许还有其他原因让人们开始关注自己的体态，但无论什么原因，开始行动总是对的。

一个人的体态能够全面反映其身心状态，很多看似和体态无关的感受，实际上都有着千丝万缕的联系。工作和生活中的压力使我们长期处于紧张的状态，交感神经总是被过度激活，自主神经系统的平衡被打破，导致呼吸受限、心律不齐、消化不良、情绪化等不良影响，而这些不只是这些系统本身的问题，它们和体态问题常常互为因果。

因此，关注体态，就是关注自己身体和心理的真正需求。

二

在现代生活方式中，久坐是大多数人最普遍的状态。即便不总坐着，也很可能站着低头玩手机或是背着重重的单肩包。这种现象不仅存在于成年人之中，也蔓延到了青少年之中。在信息化时代，越来越丰富的电子设备和在线内容侵占了孩子们的活动时间，取而代之的是长时间的低头和瘫坐状态，这也使得出现体态问题的人群年龄不断减小。

人类的身体是为了运动而设计，或者说人类的身体更能够适应活跃的生活方式。久坐和单调的生活方式会对人体造成缓慢而递增性的损害，这种损害会通过体态异常表现出来。

如果我们细心地观察一下身边的人，很容易看到头前倾、圆肩、驼背、骨盆前倾、O形腿、足外翻等体态问题。你可能也经常感受到身体僵硬、紧绷和酸胀——甚至严重一些，还会出现慢性疼痛，如下背痛、肩颈痛等。

我们从小受到的教育中，关于如何照顾好自己身体的内容少之又少。每周仅有的几节体育课，还常常被占用。可以说，我们的身体教育实际上是缺席的。从小到大，没有人教我们应该如何放松、如何走路、如何运动，长辈和老师们只要求我们站好、坐端正，要挺胸抬头，但这些提醒并非教育，不能帮助我们真正维持好的体态，甚至有时候还会起反作用——让我们习惯性地忽略身体的实际需要，强迫自己长时间处在不正确、不合理的姿势下。

当然，除了生活方式之外，其他因素也会导致体态问题。比如穿高跟鞋扭到脚，但没有完全恢复；再比如天生的长短腿，却始终没有得到重视。

人类的骨骼和关节，从生物力学上来说，是一种黏弹性生物材料。简单说就是，当体态问题在一定程度之内时，我们可以通过各种方法进行改善，但超过这个程度之后，不管用什么方法，都很难回到最开始的状态。随着体态异常程度的增加，相应关节承受的负荷也会增加。实际上，异常的体态是很不舒服的，你可能会感受到紧绷、酸胀、疼痛、疲劳。

那么，为什么如此让人不舒服的体态，却让人"欲罢不能"呢？答案很吊诡却又很合理：你的身体并不知道正确的体态是怎样的。即便曾经有过良好的体态，后来由于各种原因便忘记了。身体只是不断地对环境产生适应，如果体态有问题，久之就会不断强化对错误体态的记忆。

这是一个恶性循环，一旦进入循环之中，并且不加干预，只会不断恶化。

三

我们从多年前就关注、研究和解决体态问题，通过线下和线上的不同渠道，服务过上万人，基本覆盖所有常见的体态问题类型。根据在2017年进行的937例完整的体态筛查案例，获得如下重要数据。

1. 总体体态情况

在完成体态筛查的人中，有体态问题的比例为 100%。其中：

- 轻微体态异常的人占比 39%；
- 中度体态异常的人占比 33%；
- 严重体态异常的人占比 28%。

通过这些数据能看出，体态问题出现后，如果不及时干预，会不断地加重。这不是一个概率事件，而是必然。

2. 最常见的体态异常 TOP 5

第 1 名：圆肩，出现的频率为 81%。

第 2 名：头前倾，出现的频率为 76%。

第 3 名：骨盆前倾，出现的频率为 75%。

第 4 名：高低肩，出现的频率为 69%。

第 5 名：膝超伸，出现的频率为 61%。

这几种体态问题，往往不会孤立出现，而是同时发生。

3. 不同体态问题的组合

在我们筛查的 21 种体态问题中，所有筛查案例都同时出现了 3 种以上的体态问题，其中最多的则同时出现 10 种体态问题。

- 有头前倾问题的筛查对象中，同时出现骨盆前倾的比例为79%，同时出现圆肩的比例为82%，同时出现肩胛翼状的比例为50%。
- 有膝超伸问题的筛查对象中，同时出现骨盆前倾的比例为82%，同时出现股骨内旋的比例为60%，同时出现踇外翻的比例为45%。
- 在所有筛查案例中，有25%的人同时出现头前倾、肩胛翼状和高低肩，有23%的人同时出现骨盆前倾、股骨内旋和膝超伸。

在本书的第三章中，我们会详细讲解如何进行体态筛查，你自己在家就能完成。

四

你是否厌倦了自己的糟糕体态？你是否为了改善自己的体态费尽心思却收效甚微？你是否认为你值得拥有更好、更美、更优雅的体态？如果是这样，那么本书将会助你一臂之力。

本书不仅会告诉你如何改善体态，也非常希望传达这样一个简单而重要的观念：你的体态和身体的整体功能密切相关，包括呼吸、消化、情绪等。好的体态能够降低疲劳、缓解疼痛，让你的活动更加自如，生活质量更高，身心更自信，从而提升你的幸福感。

本书主要包含三部分，在第一部分，通过理论阐述和案例讲解，建立关于体态的正确认知；第二部分，你将看到改善自己体态的八种工具，每个动作都加以详细讲解；第三部分，你将学会如何根据前两部分的内容制订专属于自己的训练计划。

当然，本书提供的方法只是起点，而非全部，改善自己的体态就像学习一门语言，光背单词、记语法是不够的，我们还要在日常生活中经常运用，才能真正掌握方法。不然就很容易成为哑巴外语，记得住很多单词，考试能考高分，但真正跟外国人交流起来，却磕磕巴巴，甚至手足无措。改善体态既需要我们抽出专门的时间来进行训练，也需要改变在生活中使用身体的方式，这样才能长期保持好的体态。

准备好了吗？让我们开始一段体态之旅吧，诚挚地希望你能有所收获。

第一章

初识：
体态是什么

关于体态，每个人多多少少都有一些自己的认识。但也正因为如此，当我们谈体态时，可能谈论的是不同的内容。

比如，有些人会认为体态和身材是同义词，有些人认为一个完美的体态模板是存在的，还有一些人则认为体态是千人千面，没有标准可言。

在本书的第一章，我们需要统一大家对于体态的基本认识，包括体态的定义、概念和好体态的标准。在统一的认识之下，我们才能进一步地深入研究体态。

第一节　如何正确地认识体态

体态，顾名思义，是指身体的姿态。用专业术语来表达的话，**体态指的是身体所有关节在完成特定动作时的复合排列方式。** 看起来有点复杂，简单地说，就是我们在进行站、坐、卧、步行等各种静态或动态的动作时，身体各个部位的位置和互相之间的关系。

先来观察图 1-1-1。

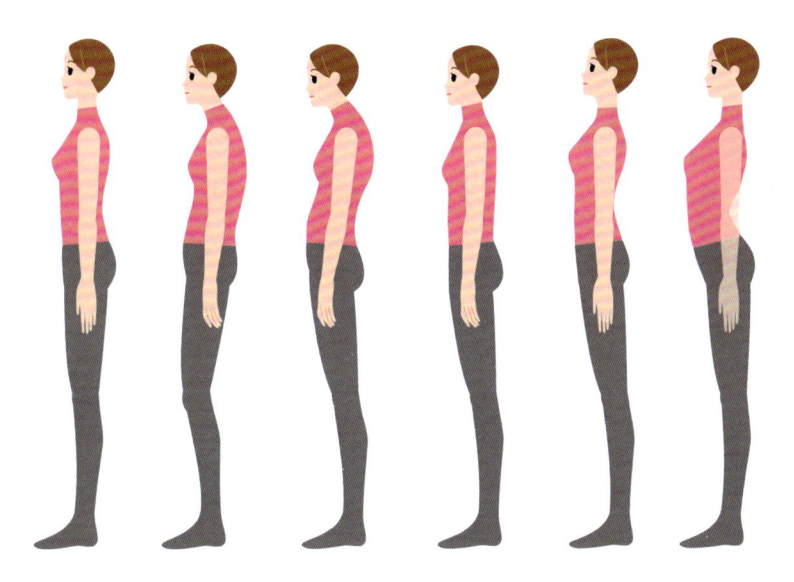

图 1-1-1　人体站立时的不同姿态

图 1-1-1 是同一个人在站立时的不同姿态，我们很容易看出哪个是好的，哪个是不好的。这种好与不好，就是我们所说的体态。通过这几个体态的对比，我们就会知道，一个正确的体态需要所有关节都在正确位置上，缺一不可。比如从侧面看，耳朵、肩膀、髋关节、膝关节和踝关节得在一条直线上，否则就说明体态有异常。

问题来了，以图 1-1-1 中第二个体态为例，人物明显有头前倾的问题，那是不是把头后收就能解决头部和颈椎的问题了呢？

回答这个问题，我们需要了解一个概念：布吕格尔坐姿（Brügger Sitting Position）。这个概念是瑞典的神经学家阿洛伊斯·布吕格尔（Alois Brügger）提出的，意思是把脊椎中的腰椎、胸椎、颈椎想象成三个齿轮，每个齿轮转动都会带动其他两个同时转动。

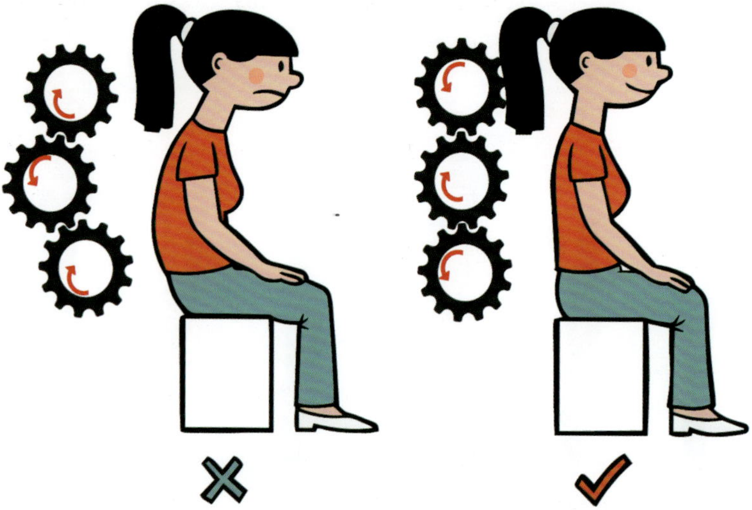

图 1-1-2　布吕格尔坐姿

比如从图 1-1-2 左边的体态（后背拱起）到右边的体态（中立位），代表腰椎和颈椎的齿轮逆时针旋转，代表胸椎的齿轮顺时针旋转。大家尝试着自己感受一下。布吕格尔坐姿形象地描述了身体各环节之间的联系，把脊椎的这种机制放大到全身，不难得出，人体没有一个关节是孤立的。所有关节都会影响其他关节，同时也被其他关节所影响。

我们再回到上面那个问题。答案显然是：不能。

解决体态问题不能头痛医头、脚痛医脚，而是要从整体考虑，不然就是拆东墙补西墙，头前倾问题解决了，骨盆前倾却加重了。说到这里，你可能就会明白，体态问题和体态改善都是整体性的，那么再回到前文看我们给出的体态定义，可能就更好理解了。

在日常生活中，我们恐怕不会真的谈论体态的定义，甚至根本不是用体态这个词，而是说姿势、"pose" 或样子。有时候虽然嘴上不说，通过身体的动作也能表现出不同的姿态。在不同的场景下，体态对于我们的意义也是不同的。

- 上学时，一听到走廊里班主任的脚步声，我们就会下意识地挺胸抬头收腹，表现出一副聚精会神的样子。在这种场景下，体态被我们用来表现出专注认真的状态。
- 很多女生可能都有过这样的经历，进入青春期，身体开始发育，胸部慢慢隆起，但又觉得害羞，不愿意让别人——特别是男同学看到，所以总是习惯性地含胸，结果出现圆肩。这种体态体现了一种害羞的内心活动。
- 下班回家的地铁上，由于累了一天，身体备感疲劳，抱着扶杆，恨不得把身体所有的重量都扔到上面，到家后的第一件事就是瘫倒在沙发上。这里的体态则代表了我们身体肌肉的使用分配。
- 在办公室坐久了，站起来伸个懒腰，这种舒爽顿时让人回神清醒。这也代表了肌肉在不同的体态下被激活或放松。
- 拍照时摆出各种"pose"，或端庄，或搞笑，这代表了我们想通过不同的体态表现自己的个性。
- 趴在桌子上睡午觉，有时会觉得喘不过气，这说明了不同的体态会影响我们的呼吸。
- 长辈经常提醒吃完饭要多走动，如果吃完就躺下或坐着，腹部容易出现胀气。这表明体态会影响消化系统的正常运转。

我们会在各种情景下调整自己的体态。有些时候，是为了让自己感觉更放松、更舒服；还有些时候，则是为了让别人对我们的印象更好，通过调整体态表现得更自信、更有活力。当我们去观察身边的人，如果他（她）是一个自信、乐观的人，那么我们可能会看到他（她）常常站得笔直、抬头挺胸；如果他（她）近况不佳或工作、生活压力大，那么很可能会看到他（她）探头、驼背的样子。

当我们谈论体态时，实际上也是在谈论体态所隐含的人类生理和心理的复杂活动。体态有问题，并非只是骨骼肌系统的排列异常和不平衡，而是身体多个系统之间的互动关系出现了异常。

第二节　关于体态的误区

关于体态，有以下这些常见的认知误区，你是否有同样想法？

1. 好身材就是好体态

关于"什么是好体态"这一问题，很多人可能都会觉得很简单，但实际上则不是那么容易断定。很多人都非常羡慕维密天使的身材，特别是她们笔直的双腿和前凸后翘的身体曲线。但是，如果你仔细观察，就会发现很多维密天使的翘臀并非来自臀部本身的肌肉线条，而是通过骨盆前倾和腰椎过度伸展而产生的代偿现象。这种姿势且不论好看与否，至少是不那么利于身体健康的。在这种姿势下，腰椎的负荷很大，竖脊肌过度紧张，呼吸模式也会因此受到限制。此外，因身体重心前移，也会使膝关节、踝关节和脊椎出现更多复杂问题。因此，尽管很多人都喜欢维密天使的身材，但她们的体态不见得是良好的。

在日常生活中，很多女生都会将瘦长的身材作为自己的目标，看到长得高、身材苗条的女性就会期待自己也拥有同样的理想身材。实际上，较瘦的女性更容易出现上半身的体态问题，包括头前倾、圆肩、驼背等，对整个人的气质产生负面影响。

从美观的角度来看，腿直与否可能比腿部粗细或长短更重要。拥有一双大长腿，却又搭配了一双严重跨外翻的脚，这很让人遗憾；绝大多数的体态问题都会降低一个人的身高，影响身体比例；糟糕的体态往往和糟糕的走路姿势相关，骨盆前倾的女性走路时的样子可能会像一只唐老鸭，这显然不是一件好事。

综上所述，好身材并不意味着好体态，而体态反过来对人的美观影响极大。

2. 存在完美的体态

很多人都有一种想法，即体态和上学时考试一样，是有标准答案的。她们最喜欢做的就是看明星和模特的照片，并以此为自己努力的方向。先不说明星和模特的体态不见得就是对的，拿别人的标准要求自己往往也是削足适履。

哲学家说：世上没有两片完全一样的叶子。我们每个人都是独特的，每个人的生理结构多多少少都存在差异。所以当我们在讨论好体态时，并不意味着有一个完美的模板放在那里，然后拿每个人的体态跟它做对比；而是说，我们的体态是否很好地适应了自己身体的自然结构和生活方式。

判断体态优劣，要看具体的对象和场景，看受力的方式是否符合我们自身的人体生物力学。

3. 只要保持好的姿势，就不会出问题

很多人会有这样的误解，认为自己的体态问题源于错误的姿势。实际上，姿势错误只是导致体态问题的原因之一，长时间保持同一姿势才是更严重的问题。当长时间保持的这个姿势——其本身又不正确时，问题则会被放大。

再好的体态，如果长时间保持，都会使相关的肌肉产生疲劳，从而降低维持体态的能力。好的体态和隔段时间换种姿势，两者缺一不可。回想我们上学的时候，老师要求我们坐姿端正，手放在课桌上，最好一动不动，但这并不符合人体的设计原理。正是从那个时候开始，我们的体态便要面临不断增加的挑战。

长时间保持的姿势，哪怕再正确，也会导致问题。也许你会问，睡觉的时候也是长时间保持一个姿势，那样就没问题吗？实际上，有研究表明，我们在睡觉的时候，每小时会移动 2~4 次，整个晚上移动至少 20 次。

4. 现在没问题就是永远没问题

体态问题的出现、加重和改善都是动态的，这和我们的体重一样，一次减肥成功并不能保证未来就不发胖。一个人的体态始终处于波动之中，甚至一天的不同时候，都会有一些区别。一方面，我们需要在日常生活中正确地使用自己的身体，保持体态改善的成果；另一方面，我们需要经常给自己做体态筛查，并做好记录。

第三节　好体态的黄金标准

正如上一节所言,并没有绝对完美的体态,那么是否存在一些标准,能用来判断体态的好坏呢?确实如此,尽管好体态没有绝对的范例,但至少需要符合三个黄金标准。这三个标准缺一不可,任何一个标准没有满足就说明很可能有体态问题。

黄金标准一:是否对齐

小时候,爸妈总是教育我们:要站有站相,坐有坐相。的确如此,这也是体态的第一标准。一个站得笔直的人看起来就比弯腰驼背的人更精神,也更有气质。

那么,怎么样才算站有站相?答案是:要对齐。

比如从正面看,身体的左右两边应该是接近对称的,假想有一条竖直线穿过鼻尖和肚脐,刚好把我们的身体分成左右两半。如果你发现鼻尖和肚脐不在一条直线上,那就说明体态可能已经出现异常。

再比如从侧面看,耳垂、肩峰、股骨大转子、股骨外侧髁和外踝应该几乎在一条直线上,如果不是,那么说明也可能有问题。

黄金标准二：能量使用是否经济

首先要明白一点：人的任何动作都会消耗能量。不管我们是坐着、站着还是躺着，只要活着，用于维持体态、呼吸、血液循环等功能的肌肉就在持续工作。但是，不同动作消耗的能量是不同的。在日常生活中，我们的体态是由潜意识控制的，为了更好地储存能量，以完成有意识的动作并应对突发事件，用于维持体态的能量越少越好。

同样是站着，直立和身体歪向一侧相比，前者消耗的能量就会少很多。因为当身体侧倾时，重心偏向一边，需要付出额外的努力去平衡身体，不仅为此消耗了更多能量，也会让维持平衡的肌肉过度紧张甚至疲劳。逛街走路时也是如此，逛同样的线路，有些人已经累得不行，有些人却觉得很轻松，这除了受各自的体重、鞋子舒适度等所影响以外，和走路姿势（即步态）也有直接关系。走路时重心改变幅度越小就越省力，可想而知，走路大摇大摆是一件多么累人的事情。

所以，那些看起来别扭的体态，为了维持这种姿势其实已经消耗了额外的能量，也更容易导致疲劳和过度紧张，显然不是好的体态。越是正确的体态，才越省力，这和很多人习以为常的想法不同，但实际情况确实如此，让你觉得累的并不是体态，而是长时间保持同一姿势。

黄金标准三：动作是否协调、流畅、均匀

除了观察体态本身，我们也可以通过做动作时的表现来推断体态是否存在问题。协调、流畅、均匀是动作完成的基本能力要求，

它们描述的是动作的三个不同方面。

协调指的是在完成一个动作时，全身不同部位的肌肉协同工作的能力。比如走路时，几乎所有的肌肉都会参与，如果协调能力差，就可能出现同手同脚、步态紊乱等现象。

流畅指的是动作之间的衔接，一个动作能够顺利过渡到另一个动作。比如跳一段舞蹈，它是由多个动作组合而成的，如果动作不流畅，那么可能在动作衔接过程中就会出现停顿，导致整段舞蹈断断续续。这也侧面说明了肌肉神经模式效率不高，身体的动作能力差。

均匀指的是动作的节奏是否稳定。以呼吸为例，如果总是时深时浅或时长时短，那就说明维持呼吸的肌肉群已经不在最佳状态。

第二章

拓展：
体态，不只是体态

人体非常精妙，牵一发而动全身。身体某个部位、某个系统、某个组织的问题很可能会带来全身性的影响，体态亦如此。

实际上，体态和呼吸、消化、情绪等都有密切联系。日常生活中的很多感受，比如呼吸浅而快、经常性消化不良、胀气、打嗝、情绪低落等，可能都与体态有关。虽然不能直接认定为因果关系，但大量的研究和经验表明，它们之间存在较强的关联性。

在本章，我们把视角打开，从多个方面来增进对体态的认识和理解。

第一节　一呼一吸之间的奥秘

大多数人都认为呼吸和体态没什么联系，是两个完全独立的身体功能，而实际上，两者彼此之间的影响非常大。你有没有试过坐着的时候把气球吹起来？这比站着吹难多了。如果你坐下来，身体前倾，重心转移到脚上，呼吸会更困难。

这个例子告诉我们什么呢？很简单，你对呼吸施加的限制越多，它就变得越困难。倾斜的身体挤压肺部，使你的肺部空间变小，减少了呼吸量。

2006年，美国物理医学与康复学会（American Academy of Physical Medicine and Rehabilitation）完成了一项关于不同的体态和呼吸之间关系的研究。70名身体功能健全的人参与了这项研究，通过测试他们在特殊制作的轮椅上进行不同坐姿时的呼吸和肺容量，来分析体态和呼吸的关系。研究中分别采用了较低位置的坐姿、正常坐姿、站立和一种模拟站立时脊椎排列的特殊姿势（WO-BPS，这种姿势去掉了坐骨下面的底座，但在腰部提供了支撑）。结果表明，较低位置的坐姿下人的肺活量和呼气流量最低，正常的坐姿较好，而 WO-BPS 和站立时几乎没有差别。[1]

1　研究参考链接：https://www.ncbi.nlm.nih.gov/pubmed/16571389。——编者注

此外，呼吸和体态的关系在运动和训练中更加密切。

1. 呼吸的机理

呼吸是通过肺的扩张和收缩实现的。由于肺部位于胸腔内，吸气时，胸腔扩张，肺部扩张，使得肺内气压低于外部大气压，空气由此进入肺中；呼气时，胸腔收缩，肺部收缩，挤出肺内的空气。肺的扩张和收缩与胸腔的扩张和收缩是一体的，在自然呼吸中，胸腔的扩张是通过膈肌下降实现的。

膈肌是将腹腔和胸腔分离开的穹隆状扁肌，它是吸气时最主要的主动肌。膈肌收缩会引起中心腱下降，从而使得胸腔扩张。除了膈肌，还有一些肌肉在呼吸的时候起到辅助作用，包括肋间外肌、斜角肌、胸锁乳突肌等。肋间外肌是一组肌群，吸气时收缩，使肋骨上提和外扩，帮助胸腔扩张；斜角肌和胸锁乳突肌则负责提升上部肋骨。

呼气阶段，膈肌放松，腹横肌、多裂肌、盆底肌自然回弹，腹部向内收；肋间内肌收缩，将肋骨向下、向内拉。两种力量最终使得胸腔收缩，肺部收缩，吐出空气。

一般来说，成年女性的肺容量为 3.5 升，肺活量（一次全力吸气后，再尽力呼出的气体总量）为 2.5 升。尽全力向外呼气并不能把肺内的气体全部排出，肺里面仍残留 1 升左右的空气。所谓最佳呼吸模式，就是上述的肌肉能够各司其职，而且互相之间形成良好的互动和平衡，一旦肌肉活跃度出现问题，就可能形成受限的呼吸模式。

2. 体态异常和受限的呼吸模式

首先，体态异常可能会导致呼吸受限。出现头前倾的人，颈椎曲度增加，喉部受到压迫，会影响呼吸；出现驼背和圆肩的人在吸气时，因胸骨不能完全扩张，胸腔在身体前侧的运动范围受到限制，从而使得呼吸受到限制；出现骨盆前倾的人背部肌肉紧张，腰椎的运动范围受限，也会影响膈肌的收缩幅度，从而减损呼吸深度。

呼吸模式受限也会反过来导致或加重体态异常。下背部肌肉紧张，腹部肌群过于松弛，使得吸气时腹部过度扩张，呼气时收缩回弹不足，腹内压较低。膈肌始终处于紧张状态，呼气时肺部收缩受限，更多的空气残留在肺中。而吸气时，吸入的空气量减少，即呼吸变浅，氧气摄入量减少。由于身体耗氧量并没有变化，因此身体做出了适应性的调整：一方面，呼吸频率加快，心跳速度加快；另一方面，肋间外肌、斜角肌、胸锁乳突肌、肩胛提肌等提肋肌群更多参与到呼吸中，扩张胸腔。

在这样的受限呼吸模式下，肋骨长时间外扩、上抬，颈椎和头部向前倾斜，肩关节上耸并内收，腰椎曲度增加，骨盆前倾。最终导致身体重力线倾斜和扭曲，各主要关节——颈椎、肩关节、腰椎、骨盆、髋关节、膝关节、踝关节和足部从上往下依次会发生适应性改变，造成多种体态问题。

在第六章的体态改善工具中，我们设计的第一种工具就跟呼吸有关，呼吸训练也是每次体态改善训练的基础。

第二节　慢性疼痛：身体的求救信号

慢性疼痛是很常见的疼痛问题。据统计，全球近20%的成年人经历过或正在经历严重的慢性疼痛，其中女性比例高于男性。在上班族中，慢性颈部疼痛12个月以上的比例为30%～50%。据统计，美国人每年治疗慢性疼痛的花费超过1 000亿美金，其中，治疗下背痛的花费超过300亿美金。

那么慢性疼痛到底是什么呢？它和体态有什么关系呢？

1. 什么是慢性疼痛

根据世界卫生组织和国际疼痛研究协会的定义，疼痛是组织损伤或潜在组织损伤引起的不愉快感觉和情感体验。1995年，美国疼痛学会主席詹姆斯·坎贝尔（James Campbell）提出将疼痛列为"第五大生命体征"。

疼痛是一种主观感受。我们小时候为了躲避上学或做作业，会用肚子痛或头痛作为借口，因为这是一种主观感受，很难证伪。也因为这种主观性，疼痛没有一个统一规范来评分标准，就是说疼不疼、有多疼，只有我们自己知道。

当然，不同疼痛之间程度也有明显区别，打针时的疼痛和踢到桌角的疼痛差别就很大。我们今天讨论的慢性疼痛根据疼痛持续的时间进行划分，与之相对的是急性疼痛。急性疼痛是指新近产生并可能短期存在（3个月以内）的疼痛，持续3个月以上的则为慢性疼痛。

慢性疼痛对人的影响除了痛苦这种不愉快的感受之外，对人的生理、心理、情感和社交等多个方面都会产生影响。已经有大量研究表明，慢性疼痛往往伴随抑郁、焦虑及其他精神或心理疾病，接近50%的慢性疼痛患者存在心境障碍（如重度抑郁或双向情感障碍）。

2. 慢性疼痛和体态的关系

造成慢性疼痛的原因很多，其中，体态异常是最常见的原因之一，尤其是背部和颈部的慢性疼痛。有研究发现，慢性下背痛的患者表现出躯干肌肉激活模式的改变，造成躯干运动减少、躯干僵直和姿势不稳定等问题。

但并不是所有的慢性疼痛都和体态有关，一些流行病学的研究并不支持肌肉骨骼疼痛与体态有关的观点。虽然体态和疼痛之间的联系是高度复杂且有争议的，但研究表明，改善习惯性的姿势模式可能会缓解肌肉骨骼疼痛的状况，并防止其进一步恶化。

慢性骨骼肌肉疼痛是和骨骼、肌肉、关节等结构相关的慢性疼痛，根据疼痛的范围，又分为中枢性疼痛和局部疼痛。

① 中枢性疼痛

· 纤维肌痛

一种常见的非关节性风湿病,持续 3 个月以上且分布广泛,身体两侧各 18 个位置中出现超过 11 个压痛点。

② 局部疼痛

在身体的各个部位都可能出现骨骼肌系统各个组成部分的疼痛,如关节、肌腱、骨骼等。

下面列举一些常见的局部疼痛类型。

· 颈部疼痛

颈源性头痛:包括神经源性和肌源性,是跟颈部功能紊乱有关的疼痛,典型表现是头前倾和颈部深层屈肌耐力下降。

颞下颌关节紊乱综合征:通常与颈部和头部的肌肉失衡有关,其症状包括颞下颌关节和面部疼痛、张嘴幅度受限、头痛、肌肉疼痛和关节弹响。这类患者也通常表现出头前倾的姿态。

· 上肢疼痛

肩峰撞击综合征:由于上臂上举,后肩袖受到肩峰的压迫,常常导致肩部疼痛。研究表明,撞击综合征和肌肉紧张有关,同时和肩胛骨位置改变可能也存在联系。

胸廓出口综合征:肩部和颈部之间的血管神经受到压迫,主要症状包括上肢感觉异常、麻木和疼痛。肌肉紧张和失衡是胸廓出口综合征产生的原因。

肘部外侧疼痛(网球肘):常见的肘部疼痛,是一种慢性的肌腱变性。网球肘患者往往表现出整个上肢肌肉失衡的状态。

· 腰部疼痛

慢性下背痛:最常见的慢性疼痛之一,可能存在多种病理原因，伴随多种神经肌肉病变，包括肌肉失衡、姿态控制失调、小脑功能紊乱和骶髂关节功能紊乱。慢性下背痛通常与髋部肌肉的长度、力量和耐力失衡有关。

・下肢疼痛

髂胫束综合征：通常与跑步相关，患者常见臀中肌薄弱，致使阔筋膜张肌激活以辅助维持骨盆稳定，因此导致髂胫束紧张。

膝前疼痛：也被称为髌腱炎或髌股关节疼痛综合征，疼痛通常发生在膝关节周围或髌骨下的软组织。

从生理学上看，慢性疼痛的症状可能是多种因素相互作用的结果。最典型的如腰痛患者，其疼痛来源可能包括自发性的腰椎退变、神经、肌筋膜、心理等相关因素。

3. 出现慢性疼痛后怎么办

如果出现慢性疼痛，特别是当疼痛比较严重时，首先要做的是到医院进行检查，以明确是否存在器质性改变，如果存在，那么接下来的工作就应交给医生了。

① 关于慢性骨骼肌肉疼痛的十个认知误区

关于慢性骨骼肌肉疼痛，由于其征兆形成周期长，发作初期疼痛程度较轻，往往容易被忽视。很多人对其都有误解，典型的十个认知误区如下，看看你是否也有类似的想法。

・随着年龄增长，疼痛是不可避免的。
・治疗疼痛的措施应该在短时间内见效。
・如果你看起来很健康，即便有一些慢性疼痛，也不是什么大问题。
- 以前也出现过疼痛，后来就不痛了，这次肯定也是这样。
- 卧床是缓解疼痛的最佳办法。
- 承认自己感到疼痛是一种脆弱的表现。
- 慢性疼痛只能通过药物治疗。
- 慢性疼痛是由其他病症引起的。
- 有慢性疼痛问题的人，要尽量减少运动。
- 疼痛只要不严重，忍一忍，很快就会过去。

强调一下，上述这些想法都是不对的。

② 慢性骨骼肌肉疼痛意味着什么

存在即合理，疼痛不是无本之木。如果出现慢性骨骼肌肉疼痛，那么就意味着骨骼肌的本体感觉、神经肌肉功能和体态有可能处在异常状态。

慢性骨骼肌肉疼痛患者往往表现出局部本体感觉缺失，包括肌肉运动感觉和关节位置感觉缺失。有研究表明，颈椎过度屈伸引起颈部本体感觉变化，影响了眼球的随意运动，因此慢性颈部疼痛患者往往表现为姿态稳定性不良（由于视觉反馈受到限制）。

神经肌肉功能紊乱同样被很多研究所证实。仍以慢性颈部疼痛为例，研究人员发现此症状的患者常常表现为颈部深层屈肌薄弱和激活延迟，而胸锁乳突肌在头部屈曲的运动中常常被过度激活。还有证据表明慢性颈部疼痛患者出现外周神经肌肉功能缺失的情况。

此外，慢性颈部疼痛患者还经常表现出典型的姿态功能紊乱，包括头前倾、圆肩和胸椎后凸增加等体态异常问题。

慢性疼痛是身体的求救信号，特别是对于那些和体态异常相关的慢性疼痛。体态问题不严重的时候，常常被我们忽略，那么慢性疼痛就是在提醒你，务必要重视起来了。

③ **最佳治疗策略**

常常有人找到我们，说自己深受慢性疼痛折磨，但到医院检查之后，医生又说没什么问题。由于疼痛、肌肉功能和体态之间存在着直接联系，我们可以通过体态筛查和评估来分析肌肉功能紊乱的具体情况，从而明确疼痛的根源。针对慢性骨骼肌肉疼痛的治疗往往结合药物治疗和物理治疗（主要包括手法和运动治疗），在一些症状中，运动治疗会占主导地位。

需要注意的是，慢性骨骼肌肉疼痛的具体情况往往因人而异，细微的差别就能导致解决方案的不同，因此需要根据实际情况进行调整，不可将一套方案完全搬套在自己身上。

本书第六章和第七章的体态改善工具及训练计划也有助于改善慢性疼痛。

第三节　不可分割的身体和心灵

相信很多人都知道，情绪会影响体态，但是越来越多的研究表明，体态也会对个人感觉、情绪产生深远的影响。你可能觉得这有点言过其实，但实际上，情绪和体态确实是一条双向车道。2012年的一项研究表明，情绪和思想影响我们的体态和能量水平；反过来，体态和能量也会影响我们的情绪和想法。而且，这种影响可能在两分钟内便会产生。

通过改变体态，你可以改变想法和感觉，提升幸福感，甚至可能改变生活的质量。

1. 体态如何影响我们

研究表明，体态会影响我们体内的生物化学，并在很多方面影响心理状态，主要包括以下几点。

- 情绪
- 动机
- 能量水平
- 压力水平

・决策能力

现代研究证明了这种联系，在古代传统智慧中也能理解这一点。在瑜伽、冥想、祈祷、武术和舞蹈等实践活动中，体态与不同的意识状态相关联。

体态对心理状态的影响有很多原因。

・不同的体态对人体解剖和生理有不同的影响。
・体态会影响心率、血压、呼吸、肌肉紧张、血流和反射。

通过对体态的觉察可以让自己更放松，当你激活身体感觉时，也会激活副交感神经系统（神经系统的平静部分，关闭战斗或逃跑反应），并减少应激激素。

2. 改变体态，调节心情

为了感受体态和情绪的关系，可以做一个小实验。用懒散的、弯腰驼背的姿势坐几分钟，注意你当下的感受和想法；然后站起来，挺直身体，保持几分钟，再一次注意你的感受和想法。你感受到这两种姿势有何不同了吗？

你很有可能在懒散的体态中感到更有压力和不安全，在站直的时候感到更放松、更自信。

如果你的感受跟我描述得一致，那么就可以通过以下几种体态的调整，来改变自身的情绪。这些体态改善方法的具体效果因人而异，所以你可以分别实验，找出最有效的方法。当然，如果你当下的状态极为糟糕，甚至有严重焦虑或抑郁情况，那么务必寻求专业医生的帮助。

① 胜利体态

当获胜的运动员体验到胜利的喜悦时，他们会做些什么呢？他们把胳膊伸到空中，做出"V"的形状，同时抬起下巴。这是一种普遍反映出来的骄傲姿态。即使是那些天生失明的人，当他们获胜时也会本能地使用这种体态。

艾米·卡迪（Amy Cuddy）是哈佛大学的社会心理学学者，她研究过体态对大脑的影响。艾米有一个很受欢迎的 TED 演讲——"肢体语言如何塑造你自己"（Your body language shapes who you are），她在其中讨论了关于胜利体态的研究，以及我们如何使用体态来"直到假装我们变成它"。

把你的手臂举过头顶，做一个 V 形。保持该体态大约两分钟。你可以尝试一下"V"的不同宽度，以及手是紧握成拳头还是打开。

胜利体态能够增加积极情绪和能量，让你感觉更自信、更冷静。如果你开始感到情绪低落，那么胜利体态对此会很有用。

② 微笑体态

微笑对心理和身体健康都有好处。当胜利体态让大脑感觉强大时，微笑会让大脑相信你是快乐的。我们微笑，因为我们快乐——我们快乐，因为我们微笑。

每个人都知道如何微笑，但如果你情绪低落，就很难集中精力去发现快乐。"真诚"的微笑可能比"伪装"的微笑更有效果，但即使是被强迫的微笑也是有益的。可以在你的上下排牙齿间水平放置一支干净的铅笔，张开嘴，把嘴角往上翘。研究表明，这与微笑中使用的肌肉有关，会让大脑认为你是在微笑。

微笑能让你感觉更积极、更冷静、更专注、更自信。你可能会注意到，微笑可以缓解压力，减少肌肉紧张，让你感觉更有"当下"的意义。在做困难或令人沮丧的任务时微笑会让你更愉快。

人们已经发现了微笑有下列积极作用。

- 增加内啡肽，这是身体"感觉良好"的天然止痛药。
- 增加血清素和多巴胺，神经递质与抗抑郁功能相关。
- 减少皮质醇，导致放松。

③ 治愈之手体态

这是一种非常放松、有自我安慰效果的体态，也是彼得·莱文（Peter Levine）躯体体验疗法中使用的一种"自我控制"的手势。一只手放在胸口，另一只手放在肚子上，可以在站立、坐着或躺着的姿势中完成。闭上眼睛，专注于手放在身体上的感受，包括呼吸时腹部的起伏、心脏的跳动和身体的温度。进行至少 30 次呼吸。

这种体态可以缓解焦虑，它是温暖而抚慰人的。当你需要休息和"充电"的时候，也可以使用它。你可能会发现呼吸减慢并加深，感觉就像洗了个热水澡或者打了个小盹儿。

④ 俯卧体态

这种体态也被称为鳄鱼式呼吸，可以帮助你进行正确的腹式呼吸，有助于放松。具体操作如下：

俯卧在垫子上，双腿并拢，脚尖自然朝内或朝外，双手在体侧打开，头侧向一边，颈部放松。自然呼吸，感受后背随着呼吸起伏和腹部受力而产生的变化。进行至少 30 次呼吸，尽量延长呼气的时间。

这种体态可以放松神经系统，让你更平静。你可能会得到休息和清醒。当感到不知所措、焦躁不安时，你可以使用它，并享受身体的"暂停"。这些只是很多体态中的一小部分，用来改善你的精神状态。

尝试一下这四种体态，是否对你有效呢？

第四节　　调体态，促消化

体态会影响消化，虽然理解起来毫不奇怪，但常常被人忽视。人类的身体并不适合长时间在椅子上坐着，姿势决定了血液在身体周围流动的容易程度，消化时需要大量的血液流向肠道。如果某些因素影响了血液流动，那么消化就会变得迟钝，由此很容易出现消化不良和胀气。

一群日本的科学家研究了餐后姿势对消化的影响，研究人员比较了饭后躺着和坐着对消化影响的区别。他们发现，躺下的女性消化食物的速度要慢得多，并且更少出现吸收不良。与此同时，坐着的女性更容易吸收不良。同一组的另一项研究发现，对乳糖的消化也有类似的结果：与坐着相比，躺着能够提高对乳糖的消化能力并减少吸收不良的症状。

研究人员对此解释，躺着的时候将实验对象从"战斗或逃跑"模式中转移到"休息和消化"模式，从而帮助翻转了我们最古老的进化开关之一。"战斗或逃跑"模式是指交感神经激活，血液涌向肌肉，应激激素水平提高，以最大限度地增强力量和反射能力。相比之下，在"休息和消化"模式下，血液会流向消化系统，这让身体产生一种极其需要能量的消化过程。研究人员发现，姿势可能是一种提示身体从"战斗或逃跑"模式转变为"重新消化"模式的方式，帮助减轻一些现代慢性压力负担，最终的结果是改善消化。

体态也可以通过加强或削弱腹部肌肉——尤其是膈肌来帮助缓解腹胀和不适。一项研究发现，肠易激综合征患者的腹部肌肉会异常松弛，这可能是由膈肌紧张引起的。对于那些没有腹胀情况的人来说，当他们吃饱的时候，膈肌放松，这会在胃里产生更多的空间；而对于那些腹胀的人，膈肌紧张，把胃里的所有东西都推到一个更小的空间里，便会导致腹胀。

值得注意的是，不仅体态会影响消化，消化系统也会反过来影响体态。

来自奥地利的健康科学先驱马耶尔医生（Mayr）提出，消化系统问题会造成六种不良体态。这六种体态不仅是日常忽视或年龄增加所致，抛开其他特殊原因，如疾病、损伤、妊娠等，异常体态也是对受损的消化器官的保护反应。

1. 贝斯手体态

腹腔的膨胀是因为腹内淤积大量气体，而胸部向上和向外的推力导致胸椎代偿性地屈曲，是消化系统严重紊乱的迹象。

2. 播种者体态

慢性肠道松弛及由此造成的粪便堆积会导致肚子下垂，看起来像是一个农夫抱着一个装满种子的袋子。上身被迫向后，以平衡"袋子"的重量。

3. 懒骨头体态

身体的位移是由脊柱的上部屈曲代偿形成的，这造成了懒骨头的姿势。这种随意的姿势就像一个问号，在儿童和青少年中尤其常见。

4. 鸭子体态

在鸭子体态中，由于消化系统受损，腹部增大，导致骨盆前倾，臀部向后翘，脊柱伸展，肋骨外翻。鸭子体态在女性中尤其常见，会影响步态，每走一步，臀部就像蹒跚的鸭子屁股。

健康的小肠处于腹部的自然位置时不会挤压任何其他器官，但下垂的肠道循环、超负荷的食物摄入，会给邻近的器官造成压力——包括卵巢、子宫、阴道、膀胱和所有血管，而该体态正是为了保护这些敏感器官而采取了"制造空间"的方式。

5. 领先体态

慢性肠道松弛增加了腹腔内的内容物，导致腹部增大。这会拉伸脊柱，将上半身向前推进，导致腹部突出。在极端的情况下，这种姿势会造成胃痉挛。

6. 立正体态

由于慢性消化损伤（特别是上腹部区域），胃和肠的过度填充需要更多的空间。胸椎屈曲向内，特别是在肌肉发达的人身上，随着胸腔拱起程度的增加，膈肌上升，下半身向后，盆底肌下降，就像一个士兵在做立正。

可以从每一个异常体态中看出每个人都会遭受或很容易患上的干扰或疾病。

例如，有鸭子体态的人会受到以下病症影响。

- 消化不良反应，如频繁便秘、打嗝、胃灼热、胀气（肠道松弛所致）。
- 胆囊问题（肠道蠕动太慢所致）。
- 痔疮（肠道松弛所致）。
- 软组织风湿症（有毒沉积物的标志）。
- 下背部疼痛（由于脊椎的弯曲）。
- 月经紊乱，如痉挛、不规则，且难以达到性高潮。
- 阴道脱垂、膀胱炎和尿失禁的倾向（由于骨盆内肠道的持续压力）。
- 肠道的松弛伴随着其内容物的增加，导致脊柱弯曲。

我们既可以通过改善体态促进消化，也可以通过促进消化来改善体态。

第三章

筛查：
了解自己的体态

通过前两章，我们学习了体态的基本知识，接下来，就可以开始行动了。

行动的第一步是了解自己。好体态都是相似的，不好的体态则各有各的问题。所以，我们不仅要知道自己的体态好不好，还要掌握更具体的信息。

本章将教大家一套体态观察法。这套方法的基本逻辑是，通过观察站立时的体态表现，来判断身体各个部位和整体的体态情况。虽然，体态这一词并非单纯代表站立时的姿势，但站姿能够给我们提供非常多的信息，也是最常用的筛查方式。

阅读和学习这一章之后，我们希望你能够为自己或家人进行一次体态观察，看看大家的体态状况到底怎么样。

第一节　做好准备了吗

常常有女生咨询关于体态的疑问，其中最普遍的就是"我是不是有……问题"，了解自己体态是否有问题是大家最关心的，也是改善不良体态的第一步。严谨的体态评估需要深厚的专业知识，而体态筛查则是每个人都可以很快掌握的基础方法。

筛查和评估有什么不同呢？体态评估是通过筛查、触诊、测试等多种方法，分析体态问题的根源，是定性或定量的分析；而体态筛查就是了解体态的表现，简单说就是了解你站着或坐着的时候，体态是怎么样的，是描述性的。

最常用的方法是筛查站姿中体态的表现，当然，筛查坐姿、跪姿也能得到关于体态的信息。在本书中，只讲解站姿状态下的体态筛查法。

1. 什么是体态筛查

从本质上讲，体态筛查是一套方法论，是在身体结构的功能和形态之间建立的联系。比如，当我们的某些肌肉出现功能紊乱，那么从形态上看，这些肌肉可能被拉长或缩短，其连结的骨骼和关节的形态也会发生相应的变化。体态筛查正是要捕捉到这些形态上的变化，为后续更深入地评估和纠正提供参考。

2. 为什么要进行体态筛查

① 体态筛查能帮助更好地了解自己

很多有体态问题的人，其实很早就已经对异常有所感知了，可能是肌肉酸胀，可能是呼吸受限，也可能是疼痛。但由于这些现象的出现是慢性的，在早期发作时也不会太剧烈，所以往往都没有引起足够重视，一般都是以太累了或者最近运动太少了做以解释。

如果能在身体有异常感知的时候进行体态筛查，那么就会更早地明确问题所在，从而有针对性地去解决。所谓"上医治未病"就是这个道理。

另外，即便在症状已经很严重的时候，进行体态筛查也能够更全面地了解自己的身体，给治疗提供更丰富的参考信息。

② 体态筛查简单易行

完整的体态筛查需要专业人士的指导和协助，但自我筛查也能对一些常见的体态问题帮助观察，而且在家就能完成，非常方便。

③ 建立身体档案

通过定期的体态筛查，可以建立起关于身体变化的档案，这和每年进行的体检一样，有提前知情的效果。

3. 体态筛查的四个原则

① **要拍照**

由于体态维持是动态的，即便是在静止站立的状态下，仍然有微小的动作。通过拍照的方法，记录瞬间的体态表现，可以在照片上采取画线、测量距离和角度的方式，以便更好地筛查和记录。

② **要在自然状态下筛查**

在日常生活中，各种体态的维持都是下意识的，比如当我们自然站立时，不会刻意收缩哪块肌肉来保持平衡。那么为了更准确地反映身体的真实情况，在下意识的状态下进行筛查是很有必要的。

有些女生在给公众号后台发自己的体态照片时，会用对着镜子自拍的方式，先不论拿着手机或相机会对体态造成影响，当照镜子时，我们会根据视觉的反馈调整自己的体态，也就是说，镜子里的我们并未呈现出真实体态。

还有一些女生在拍摄体态照片时，会有意抬头挺胸，更有些人，会让拍照的人提醒自己应该怎么调整，毕竟让自己看起来更美是人之常情，但出于准确筛查的目的，我们还是要尽可能地保持自然状态。

如果不知道自己是否处于自然状态，那么可以将眼睛闭上，或者原地踏步 30 次之后再进行拍摄。

③ **要做整体性筛查**

筛查的整体性是很多人忽视的。比如，后台常常收到订阅者的半身照，请我们借此筛查是否为 O 形腿。尽管根据这类照片也能获取一些信息，但这种信息有时反倒让筛查人员误入歧途。

曾经一个女孩的情况就是这样。她因为 O 形腿的问题已经咨询了很多康复师，但始终没有得到很好的解决，找到我们时，提供了只有腿部的照片。后来，在我们这边的强烈要求之下，她补充了全身四面的完整照片。经过筛查，发现她的体态存在更复杂的整体性代偿模式，腿部问题的根源其实是踝关节旧伤。这个女孩曾经扭过脚，但没有彻底康复，从完整的体态照片看出，她身体左右两侧不对称，双脚都存在足弓塌陷的情况，但程度差异很大。我们根据完整的筛查制订了干预方案，并帮助她逐渐改善了体态。

整体筛查的重要性可见一斑。

④ 要关注筛查环境

我们曾经收到过很多筛查照片，有些真是让人啼笑皆非，有穿得严严实实拍照的，有站在床上拍的，还有些人拍照时背景相当复杂，看得我们眼花缭乱。记得有一次，我们对收到的照片进行调整时，发现怎么调整都感觉位置不太正。后来反复询问筛查对象才知道，原来她拍照背景中的门是歪的。

简单合理的环境设置不仅能简化筛查过程，还能提高筛查的准确性，因此也需要重视这一点。

4. 体态筛查前的准备工作

① 基本解剖知识

· 解剖方位

人体活动可以在三个动作面上进行，即矢状面、冠状面和水平面，如图 3-1-1 所示。

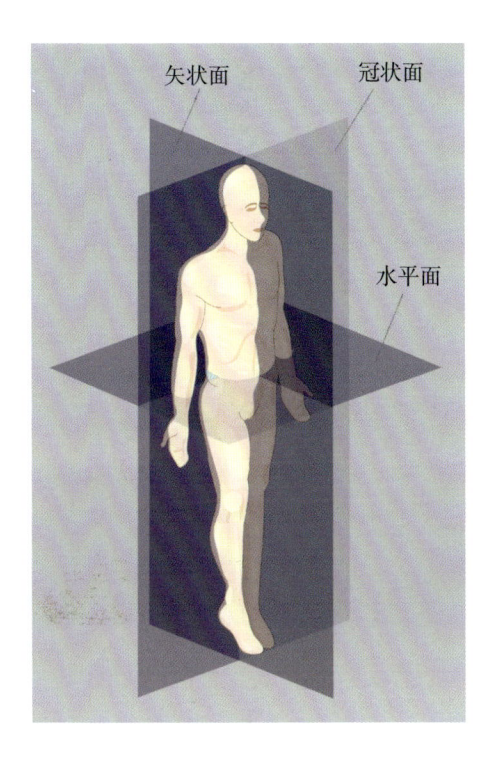

图 3-1-1　人体解剖方位

筛查要从人体四个角度开始：正面、背面和左右两个侧面，不同的角度所筛查的内容也不同，因此能发现不同的体态问题。

・**体态观察点**

体态筛查要通过几个关键解剖点的排列来判断体态表现，常用的观察点可以参见图 3-1-2。如果你想更加准确地了解自己的体态，那么一定要记住这些位置点。

② **拍照须知**

如前文所言，体态筛查是根据照片来进行的。关于拍照，也请

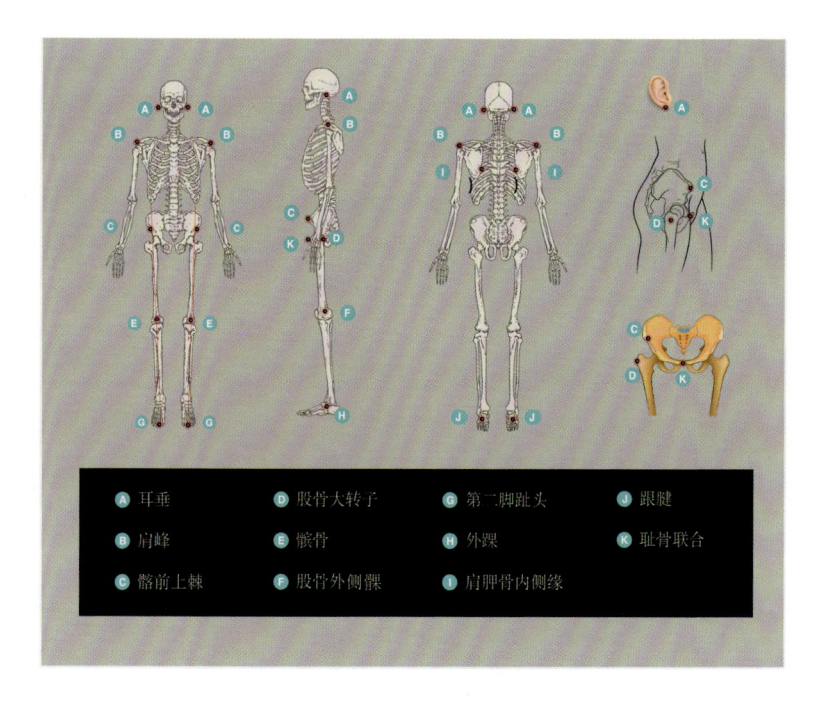

图 3-1-2　体态观察点

注意以下几点。

· 背景

请选择白色或纯色墙壁作为背景，颜色要与衣服颜色反差明显，切记四周不要有较多杂物干扰。如果能买一张网格图贴在墙上，效果就更好了。

· 拍照距离

人站在距离墙壁 50 厘米处；使用手机拍摄时应距离被拍摄人 2～3 米，竖拍；被拍摄人需在整个照片中间，照片上、下、左、右要留白约 50 厘米；摄像头要对准被拍摄人身体正中间，被拍摄人眼睛看向镜头，不要仰视或俯视。

・**穿着要求**

需要盘起长发，不留刘海，露出额头；不佩戴任何首饰，不穿鞋袜；穿日常内衣及平角紧身短裤。

・**细节要求**

请保持自然站立，不要刻意摆姿势。

照片标准格式可以参考图 3-1-3。

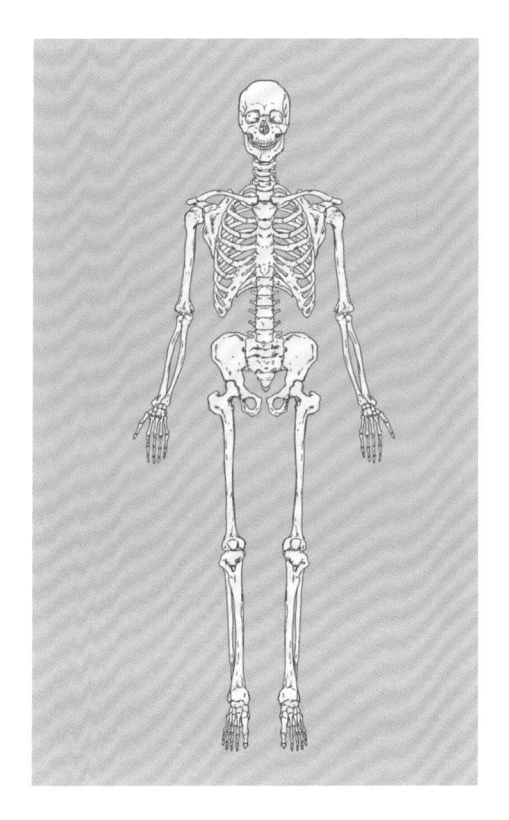

图 3-1-3　体态筛查照片标准格式

5. 注意事项

- 自我筛查主要用于判断可能存在的体态问题,不能凭此确认问题严重程度和问题的根源。
- 体态筛查是改善体态的第一步。
- 自我筛查不能替代专业评估。由于自我筛查受限于场地环境、专业知识等因素,只能对常见的体态问题进行初步判断,最终确诊、分析问题根源和制订解决方案仍然需要专业人士的主导和参与。另外,对于一些不常见的体态问题,可以通过自我筛查发现一些迹象,然后寻求专业人士的帮助。

第二节　通过正面观察的体态问题

通过正面观察，我们能发现自己在冠状面（上、下、左、右）的体态问题。

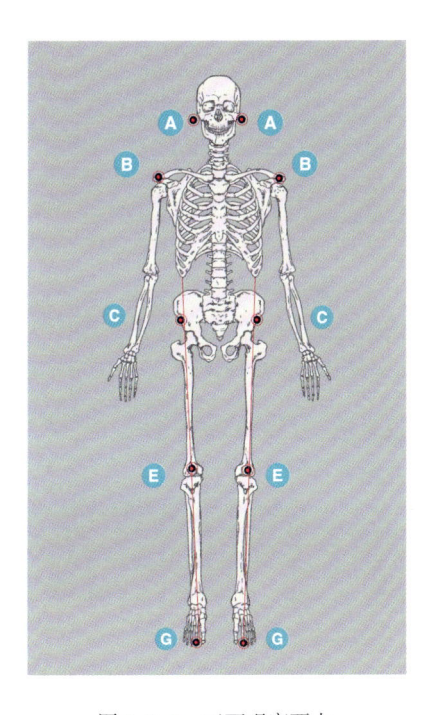

图 3-2-1　正面观察要点

想象身体正中间有一根竖直线,将整个人均匀地分成左右两部分。正常状态下,这根线会经过眉心、鼻尖、胸锁关节中心、肚脐及会阴处。

从正面观察能发现的体态问题如下。

1. 高低肩

观察图 3-2-2 两侧肩峰高度(B)是否一致。导致高低肩的原因有多种,需要进一步观察身体其他主要关节的左右两侧是否高度一致。

很多人拿高低肩不当回事儿,觉得只是单侧背包多了,没什么大碍,顶多捏几下斜方肌上束,就当放松了。当然,在高低肩不太明显的时候,确实不会像很多教练或康复师说得那么严重,但我们仍然需要给予足够的重视,因为高低肩反映了身体整体性的一些问

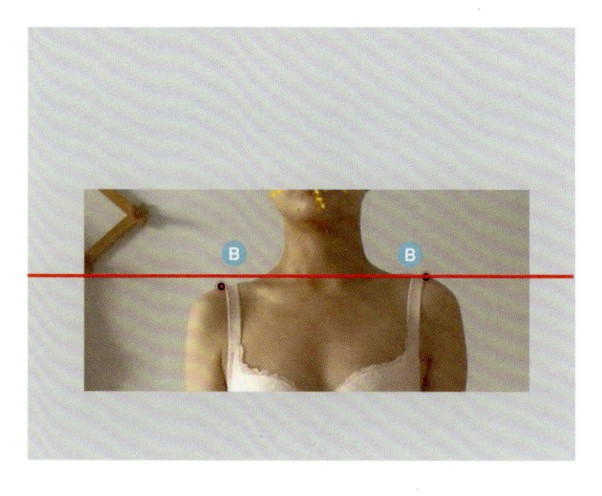

图 3-2-2 实例 – 高低肩

题，而不只关乎肩膀。

严格来说，高低肩是一种现象，而不是一个问题。为什么这么说呢？因为高低肩往往是由其他多种问题导致的，光看两侧肩膀的高度，并不能得出关于我们身体的任何结论，在这一点上，它跟其他体态问题都不一样。

在自然站立时，肩膀的高度跟踝关节、膝关节、骨盆、脊椎、肩关节（肩胛骨）都有关联，高低肩可能由上述任一关节的问题导致。

2. 骨盆侧倾

观察图 3-2-3 骨盆左右两侧的髂前上棘高度（C）是否一致。骨盆侧倾可能源于下肢的问题，也可能源于骨盆本身的倾斜。同时，骨盆侧倾可能导致高低肩，并增加脊柱侧弯的概率。

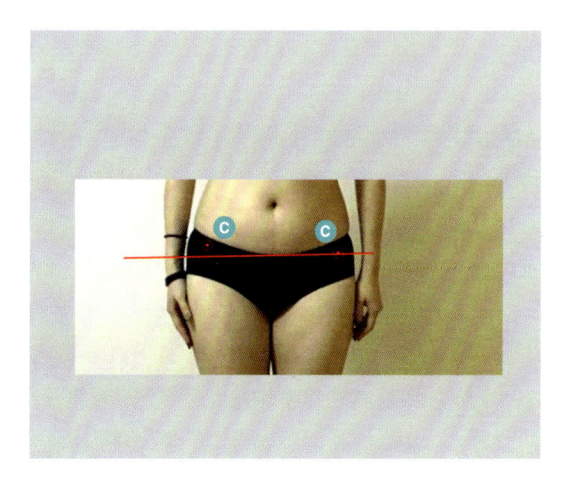

图 3-2-3　实例 – 骨盆侧倾

骨盆侧倾往往是源于两侧下肢不对称，这种不对称可能是先天的，如长短腿；也可能是后天的，如两侧都有膝超伸，但程度不同。骨盆侧倾会在走路等活动中增加左右两侧的不平衡，造成身体在水平面的旋转问题，出现骨盆旋转。自然站立时，两只脚可能习惯性地一前一后站立。

由于视觉和骨盆稳定之间存在一个原始反射，骨盆的位置影响视觉，我们的身体会通过一系列代偿来维持正常视觉，因此，骨盆侧倾常常导致脊柱侧弯。骨盆是脊椎稳定的基石，所以要给予格外重视。

3. O 形腿

O 形腿是指，在自然站立且双脚并拢的情况下，两侧膝关节无法自然触碰。根据成因和具体表现的不同可以分为两种：一种是膝关节内翻，另一种是股骨内旋。比较常见的是后一种，即股骨内旋导致的 O 形腿，当正面观察时，两侧膝关节无法并拢，而且膝关节朝向内侧。

第一种 O 形腿主要是结构性原因导致，如先天骨骼缺陷、发育不良、损伤等，只有很小一部分是肌肉失衡导致的。对于这种 O 形腿，通过运动进行改善的效果不明显，要想有效矫正，可能要借助医学手段。当然，合理的训练可以帮助稳定膝关节，降低进一步损伤的概率。

股骨的解剖结构会影响到膝关节。股骨颈的长轴与股骨干的纵轴之间形成的角度，被称为**股骨颈干角**（又称内倾角）。在我们还是婴儿的时候，这个角度通常为 150°，随着年龄的增长，股骨颈

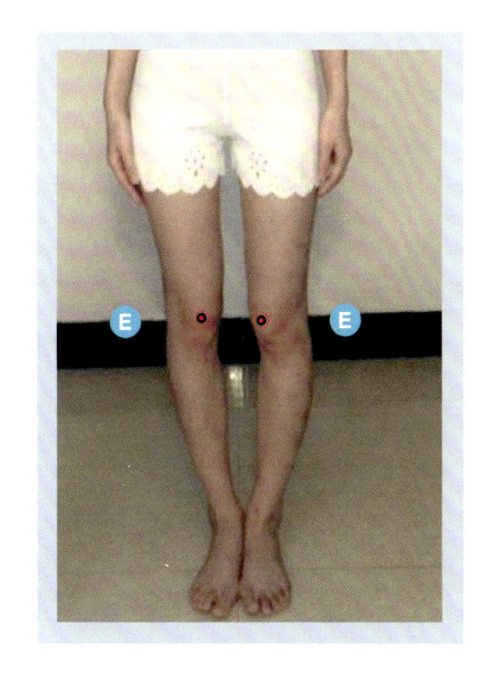

图 3-2-4 实例 – 股骨内旋

干角的角度会逐渐缩小到 120°左右，在这个角度下，膝盖和腿部承受的压力是均衡的。当角度过大时，两侧膝关节距离增加，导致 O 形腿。这也是婴儿的腿看起来都有点 O 形腿的原因；而当角度过小时，两侧膝关节距离缩小，导致 X 形腿。

除了股骨颈干角之外，股胫角也常用于分析腿型。股胫角指的是，股骨解剖轴线和胫骨解剖轴线形成的外夹角，正常范围为 170°～175°，当处在正常范围内时，从地面传来的力量经过膝盖的中心，会平均地分摊在膝关节内侧和外侧，当角度过大——超过 180°时，就会产生膝内翻，也就是通常所说的 O 形腿；而当这个角度小于 165°时，则会出现 X 形腿。

当出现这种 O 形腿时，膝盖内侧和脚踝会承受较大的压力；X 形腿则会造成膝盖外侧压力过大，被磨损。

第二种 O 形腿是由股骨的旋转导致，往往和足弓的稳定性不足及踝关节的灵活性不足有关，是功能性的，通过运动改善的空间较大。对于这种类型的 O 形腿，我们需要着眼于整体，制订综合的训练策略，才能真正有效地改善。

要判断是结构性原因还是功能性原因导致的 O 形腿，可以在腿部不受力的情况下——比如坐着的时候，尝试是否可以同时并拢踝关节和膝关节，如果可以，那么可能是功能性的；如果不行，那么可能是结构性的。

4. X 形腿

观察图 3-2-5 中髂前上棘（C）、髌骨（E）和第二根脚趾头（G）是否在同一直线上，如图 3-2-5 所示，红色轴线在髌骨处形成了一个"X"形夹角，表现为 X 形腿；而这个角度若是反方向，则为膝关节内翻造成的 O 形腿。

和 O 形腿一样，导致 X 形腿的原因也分为先天和后天两种，就工作中的实践经验来看，X 形腿中先天性所占比重比 O 形腿更大。女生和男生天生在下肢骨骼结构上有所差异，由于女性骨盆比男性的宽，其股骨和胫骨铅垂线的夹角（Q 角）更大，再加上女性骨盆有微小的前倾（5°左右），这些都使得女性更容易出现 X 形腿。

整体而言，先天的结构性问题和发育不良导致的结构异常占了较大比重，运动训练对于改善这类 X 形腿效果甚微，但通过训练仍旧可以缓解 X 形腿带来的危害，所以辅助训练还是有帮助的。

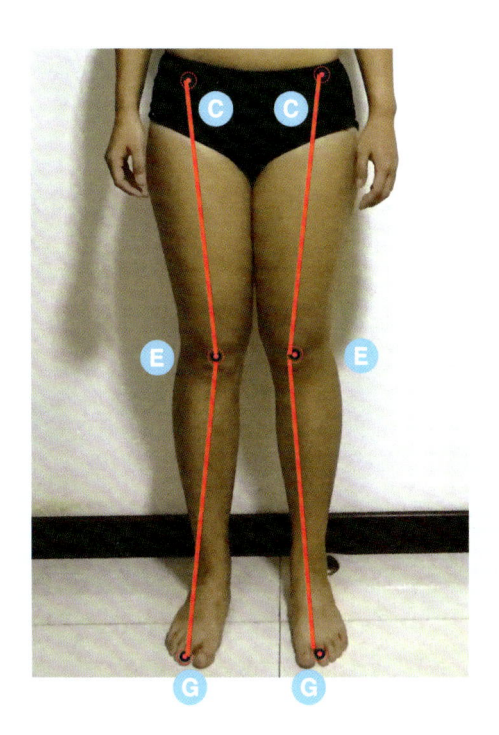

图 3-2-5　实例 – X 形腿

我们在日常生活中的很多习惯都会直接或间接地导致 X 形腿，比如经常性地翘二郎腿、交叉腿站立、穿高跟鞋等。体重过大也是 X 形腿的间接原因之一。另外，身体的其他部位出现异常也可能造成膝关节周围肌肉的代偿性紊乱，从而导致 X 形腿。

很多人会觉得女生 X 形腿看起来还挺可爱的，当然，可不可爱这个事情仁者见仁。但从专业角度来看，X 形腿就意味着下肢的力学结构出现变化，某些部位承受过大的负荷，容易导致损伤，特别是膝关节外侧。

第三节　通过侧面观察的体态问题

通过侧面观察，我们能发现自己在矢状面（前后）的体态问题。需要注意的是，左右两侧的照片都需要提供，并进行对比。如果左右两侧观察到的体态有差异，那么说明可能同时在水平面存在体态问题。

如图 3-3-1 所示，正常状态下，身体上这五个点应该近似位于一条直线上：耳垂（A）、肩峰（B）、股骨大转子（D）、股骨外侧髁（F）、外踝（H）。

由于人体的大量运动是在矢状面进行的，因此最容易出现矢状面的体态问题，需要从侧面进行观察。人体的五个主要关节在矢状面的功能紊乱会导致一系列的代偿现象，常见的矢状面体态问题包括骨盆前倾、圆肩、头前倾、驼背、膝超伸等。

在观察时，常常采用从下往上的顺序。而通过观察，可以初步判断是否有以下体态问题。

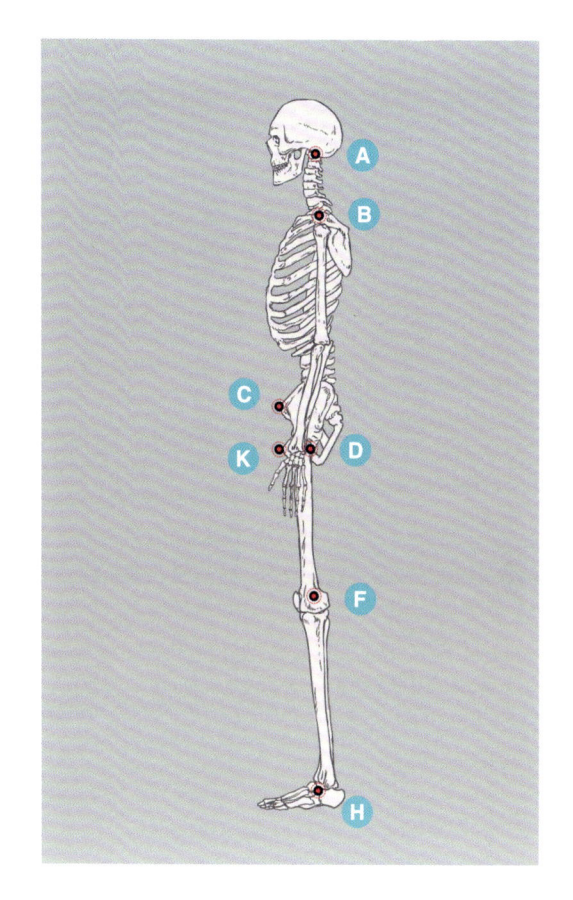

图 3-3-1　侧面观察要点

1. 骨盆前倾

骨盆前倾往往与腰椎过曲同时发生，自我筛查时可以通过观察腰部的曲度过大或过小来判断骨盆前倾或后倾。若要更精确地观察，可以通过观察图 3-3-2 髂前上棘（C）和耻骨联合（K）是否在一条铅垂线上来判断，髂前上棘过于靠前为骨盆前倾，过于靠后

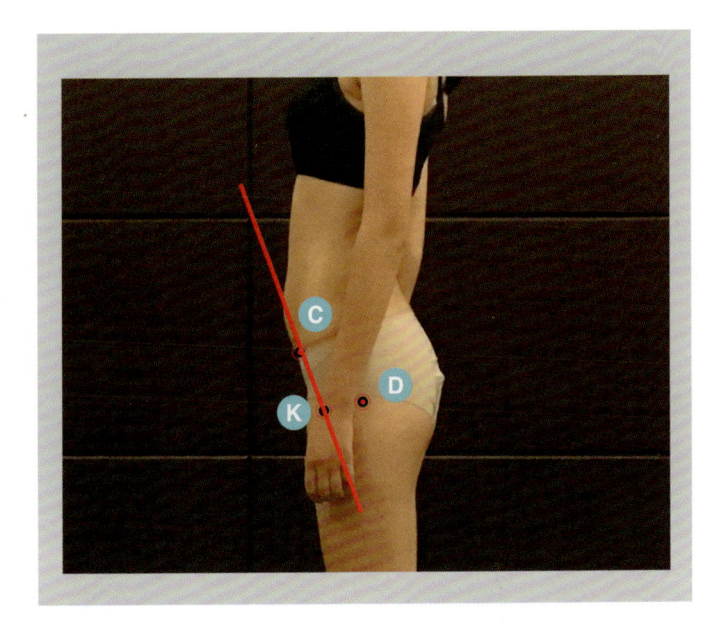

图 3-3-2 实例 – 骨盆前倾

则为骨盆后倾。

如果出现骨盆前倾，为了更好地平衡，身体整体重心会向前移，从而导致一系列的代偿问题，如圆肩、膝超伸、足弓塌陷等。部分过度活跃的肌肉仍然不断被强化，而不够活跃的肌肉又不能更好地参与体态的维持中，随之而来的可能是慢性疼痛。时间长了，还会导致更严重的病理性问题。

由于连接腰椎和骨盆的骶髂关节是一个微动关节，活动范围极小，因此腰椎前凸往往和骨盆前倾同时发生，也就是腰椎弯曲弧度过大。这种情况下，身体的重量从强壮、宽广又具支撑性的椎体，转移至脊椎较脆弱的弓形部位，同时，棘突间的距离也会更接近，增加了腰椎间盘突出的患病概率，也加重了对腰部神经根的压迫。

2. 头前倾、圆肩、驼背

这几种体态问题常常同时发生。从侧面观察能看到头部前移，颈椎承受负荷增加，同时肩膀向内、向前收。在正面观（见图3-3-3左下角）中也能看到大拇指没有指向前方，而是向内旋转，这也是圆肩的一种表现，不同方位的观察可互相印证。

颈椎和肩关节是身体最灵活的两个部位。

颈椎连接头部和躯干，自然站立时，维持颈部和头部位置的主要是深层的小肌肉群，大量的感受器遍布其内。与胸椎和腰椎相

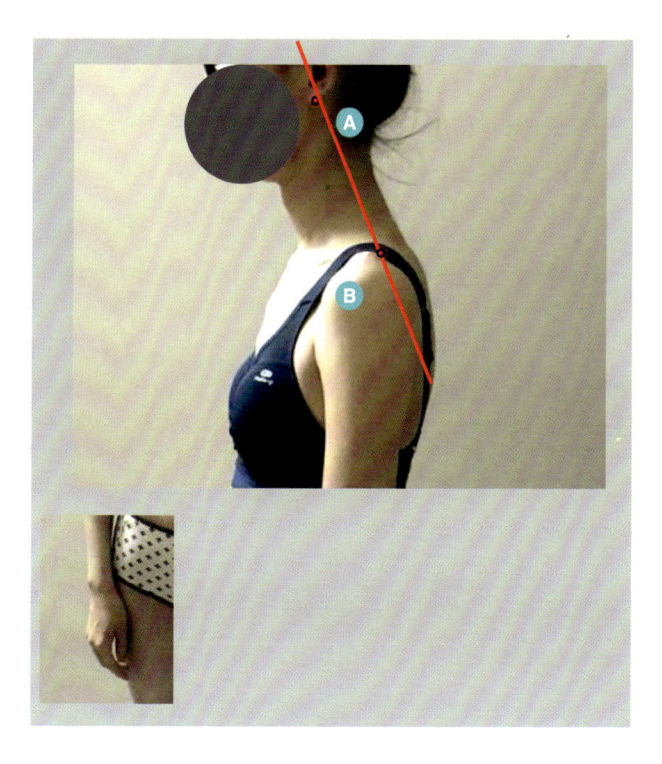

图 3-3-3　实例 – 头前倾、圆肩

比，颈椎的活动范围要大很多。低头和仰头时颈椎可前后伸展60°，左右旋转角度为70°~90°，侧弯达到45°~60°，这也是颈椎生理曲度。随着年龄的增加，颈椎活动的范围也会逐渐减小。

肩关节连接手臂和躯干，不仅能在三个动作面进行运动，而且运动的幅度也很大。这样的设计使得我们的手臂能够完成很多工作，包括投掷、拉、推、提。手臂的动作需要肩部提供稳定的支撑，通过肩胛骨和锁骨及其附着的肌肉、筋膜、韧带等软组织，保持肩胛带的整体稳定性。

我们日常生活中的很多不良习惯，如久坐、长时间低头玩手机等，都会使肩关节处在向前屈曲的姿态，造成胸肌和浅层颈部屈肌等长时间收缩，而上背部的肌肉则因长期不被使用变得薄弱。这种生活方式的结果就是胸廓灵活性不足、肩胛稳定性不足以及颈椎的动作模式异常。

在实践中，这三种体态问题常常同时出现，因此可以采用一整套方案一起改善。

3. 膝超伸

膝超伸即膝关节过度伸展，如图3-3-4所示，侧面观察要关注股骨大转子（D）、股骨外髁（F）和外踝（H）的相对位置，如果股骨外髁位于股骨大转子和外踝连线的后面，则为膝超伸。

日常生活中，许多时候都要用到膝关节，它利用长的动作杆来支撑身体的重量，所以会有强大的力矩作用在膝关节上。从力学上讲，膝关节只能进行矢状面的运动，比如弯曲和伸直。而从膝关节的结构来看，这样的运动不会受到骨骼结构的限制。因此，关节

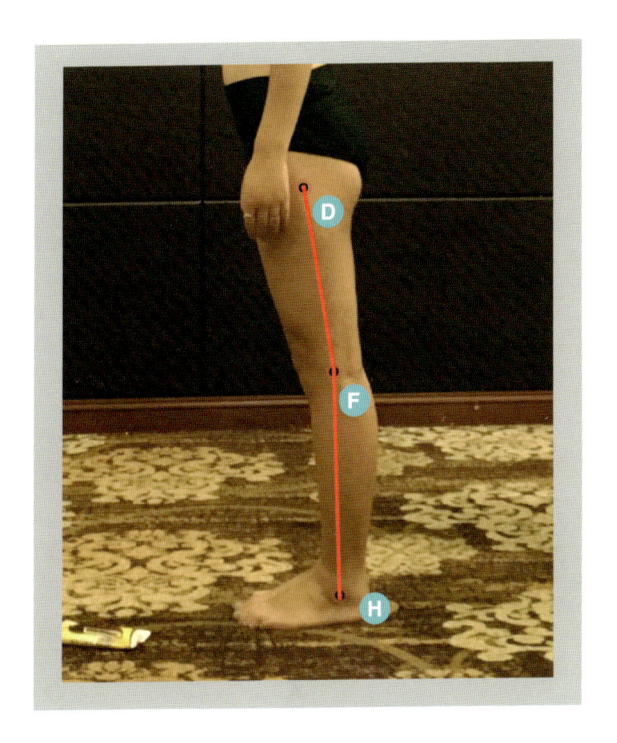

图 3-3-4 实例 – 膝超伸

囊、韧带、肌肉、筋膜的功能，也决定了膝关节的动作范围。

如果由于各种原因，包括骨盆前倾、头前倾等，导致身体重心前移和下肢动作模式异常，都有可能使得膝关节出现过度伸展，以维持身体的平衡。膝超伸会使膝关节的部分韧带、关节囊变得松弛，同时膝关节前侧承受过大的压力，特别是在运动时，会增加膝关节损伤的概率。

第四节　通过背面观察的体态问题

通过背面观察（见图 3-4-1），我们能发现自己在冠状面（上、下、左、右）的体态问题。在正面观察中已经观察过的问题可以通过背面观察再一次确认，还有一些体态问题只能通过背面观察来判断，包括肩胛翼状、脊柱侧弯和扁平足。

1. 肩胛翼状

观察肩胛骨内侧缘是否紧贴躯干，若像图 3-4-2 中显示的状态——肩胛骨过于凸起，则为肩胛翼状。

在正常情况下，肩胛

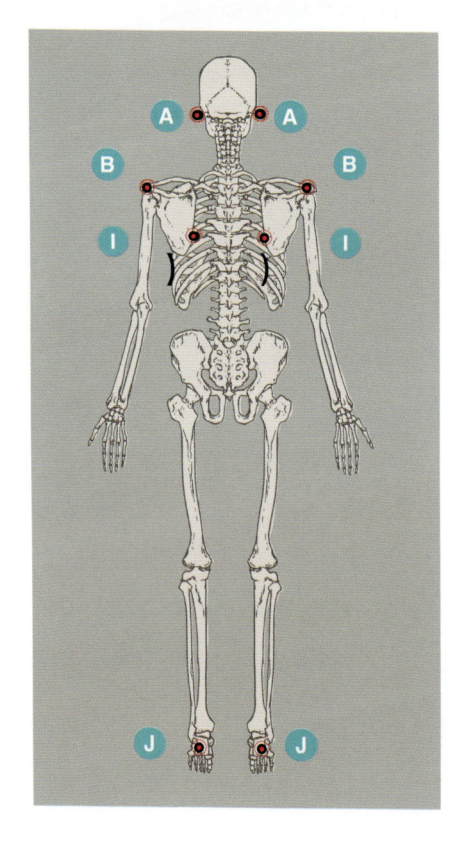

图 3-4-1　背面观察要点

骨的位置与冠状面夹角为30°。这个位置可以让手臂在水平内收与外展时做出最优动作，而肩胛骨也会伴随手臂一起动作。在水平内收时，两侧肩胛骨会往反方向移动，使角度大于30°；在水平外展时，角度会小于30°，肩胛骨互相靠近。手臂的动作和肩胛骨的运动之间有一个正常的协调规律，称之为"肩肱节律"，如果出现头前倾、圆肩和肩胛翼状等问题，这种节律可能会被打破。

同时，肩胛骨的动态稳定也需要肌肉动作相互协调，肌肉功能若有缺陷，会导致肩胛骨位置不当，从而损害肩关节。

具体来说，肩胛骨不稳定可能导致以下问题。

- 体态异常和关节炎症，包括圆肩、肩胛翼状、肩峰撞击综合征、肩周炎等。
- 动作功能障碍，会表现出动作品质不佳与动作笨拙。
- 在动作发展过程中的近端/远端协调模式，操控手腕和手指精细动作及操作技巧的能力出现功能障碍。

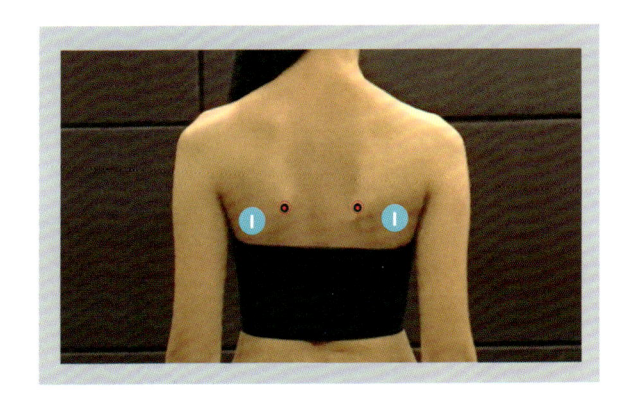

图 3-4-2　实例 – 肩胛翼状

2. 脊柱侧弯

观察躯干在背面观下是否左右对称。要准确判断是否脊柱侧弯非常难，我们通过照片只能进行初步筛查，如果发现脊柱有侧弯的可能，那么需要立刻咨询医生。

严格来说，脊柱侧弯是指脊柱向侧方弯曲超过 10°。但一般情况下，即便是小于 10° 的弯曲，我们口头也常称其为脊柱侧弯。正常人的脊柱从后面看应该是一条直线，并且躯干两侧左右对称。如果从正面看有双肩不等高，或从后面看后背左右不平，就疑为"脊柱侧弯"。根据弯曲的具体情况，脊柱侧弯可以分为两种：C 形和 S 形。

C 形脊柱侧弯的特征是脊柱弧度朝一侧弯曲，而 S 形脊柱侧弯的特征是至少有两个由脊椎中线向两旁偏移的弧度。S 形脊柱侧弯通常有一个为原发性弯曲，另一个为代偿性弯曲。因为偏移方向不同，这类异常弯曲的治疗较为复杂。

这里需要补充一点，脊柱侧弯往往伴随椎体旋转和矢状面的曲度变化，不管是 C 形还是 S 形，都不是单纯基于冠状面的侧弯，而是三维空间的症状，在治疗时也需要充分考虑到这一点。

评估脊柱侧弯的一个常用指标是侧弯角度，最常用的测量方法是 Cobb 角度测量法[1]。具体就是，首先找到侧弯椎体的上、下端椎，即侧弯中向脊柱凹侧倾斜度最大的椎体，然后沿着上端椎的上表面画一条直线；接着，用同样的方法找到下端椎，沿其下表面画一条直线。对这两条直线做垂直线，垂直线的夹角即 Cobb 角。

1　Cobb 角是美国骨科医生约翰·罗伯特·柯伯（John Robert Cobb）的名字命名的，最初用于测量 X 光片上的冠状面畸形，以前后投影法用于脊柱侧凸的分类。——编者注

根据 Cobb 角的大小，可以将脊柱侧弯分为三种。

· 轻度侧弯，Cobb 角小于 20°。
· 中度侧弯，Cobb 角介于 20°～40°。
· 重度侧弯，Cobb 角大于 40°。

不同程度的脊柱侧弯，治疗的措施也不一样，但总体来说，保守治疗目前在脊柱侧弯的治疗方案中占主导地位，其中包括物理治疗和支具，其他治疗方案还包括手术。出现脊柱侧弯，需要医生根据具体情况判断治疗措施。

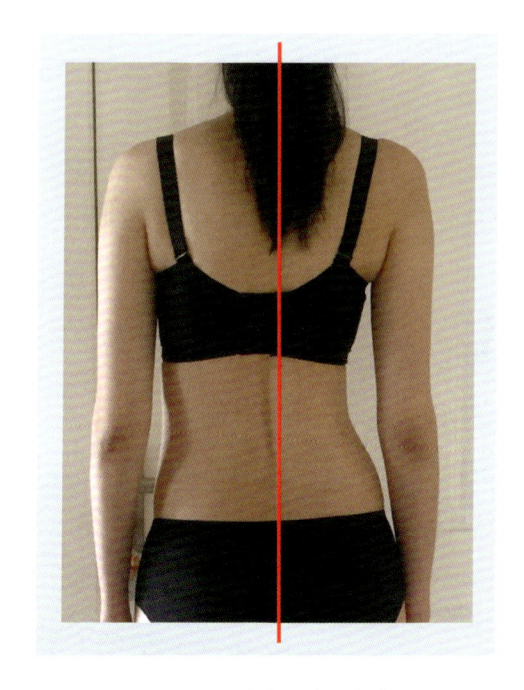

图 3-4-3　实例 - 脊柱侧弯

脊柱侧弯有结构性侧弯和非结构性侧弯两种，分别由不同的因素导致。

① **结构性侧弯**

即源于脊椎本身问题的侧弯，在躺下或站立弯腰时，侧弯现象不会消失。

结构性侧弯包含原发性和特发性两种。原发性指的是，导致侧弯的原因是明确的，包括神经肌肉病变、肿瘤、遗传缺陷、发育不良等；特发性指的是，没有明确的病因，常常发生于婴幼儿和青少年时期。这两种侧弯中，特发性侧弯较为常见，超过 80% 的侧弯均属此类。

② **非结构性侧弯**

即源于非脊椎本身问题的侧弯，在躺下或站立弯腰时，侧弯现象会消失。

非结构性侧弯也有可能由多种原因导致，比较常见的有肌肉功能紊乱致使脊柱受到的张力失衡、双腿长度不同（长短腿）等。这类侧弯在一般情况下症状较轻，通过运动康复进行干预往往能得到良好效果。

对于普通人来说，脊柱虽有侧弯，但程度微小。导致这种问题的主要原因是，我们在日常生活中身体使用方式不当，如久坐（歪着身体）、长期背单肩包等。

脊柱侧弯对我们的生活会造成很大的影响，首先是脊椎活动受限，脊柱侧弯患者在脊椎各个面的运动中都会受到限制；其次，由于侧弯，身体两侧受力不均，容易造成关节退行和慢性疼痛；脊柱侧弯随着时间的推进，不仅不会自然改善，只会不断加剧，严重到一定程度，还会限制胸腔的扩张，影响呼吸，甚至挤压肺部和其他器官。

轻度的脊柱侧弯虽然通常没有明显的不适，外观上也看不到严重的躯体畸形（但能观察到高低肩、骨盆侧倾等体态异常），但仍会对我们的动作功能带来一定影响，主要包括以下内容。

- 协调能力：好的协调能力所创造出的动作姿势，有助于对稳定部位的动作给予调整，也可以对运动部位的动作提供修正，以适应日常活动中不断变动的需求。
- 平衡：脊柱侧弯会让静态平衡与动态平衡出现明显的障碍，影响自由转换支撑基础的能力，无法顺畅地从一个状态转换到另一个状态。
- 动觉处理问题引起的身体纵向整合：长期的脊柱侧弯会损害身体形象与运动感觉，在难以"找到"身体中线并以此来组织与平衡四肢的人身上尤其明显。

3. 扁平足

一般与足外翻同时发生，参见图3-4-4，观察跟腱（J）是否为直线状态并垂直于地面，若向内侧弯曲，则为扁平足。为了准确判断是否为扁平足，可以请家人或朋友在你自然站立时，尝试将一根手指放到脚底，如果无法放入，那么说明是扁平足；如果放入之后仍有空间，那么可能是足弓过高。

可以毫不夸张地说，人类的足简直是上帝的恩赐，因为从结构上来说，人脚的拱形结构是特有的，和其他所有物种的足有着显著的差异。足弓的拱形结构非常有利于行走、跑步和跳跃，具体包含以下几个方面。

- 足弓使得脚在接触地面时，能够很好地适应地形，拱形结构可以更好地抓取凹凸不平的地面，有利于着地时的稳定。
- 足弓具有减震和缓冲功能，发挥"天然避震器"的作用，这是足弓最具功能性的地方。有了足弓，就可以吸收一部分腾空落地时地面对于人体的反作用力，避免过大的冲击力伤害足踝和膝盖等部位，同时储存能量。

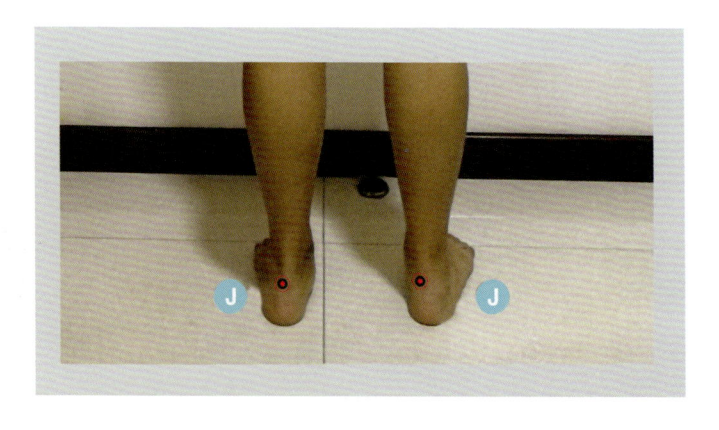

图 3-4-4　实例 – 足弓塌陷

- 足弓可以使足底血管神经避免过度压迫，有利于长距离跑步行走，避免血管神经受压而过早疲劳。

扁平足有先天和后天之分，先天性的扁平足往往是骨骼排列本身就有问题，而后天的扁平足则主要是由肌肉和软组织失衡导致，严重的也会使骨骼、韧带出现不可扭转的损伤和变形。造成扁平足的原因主要是以下四种。

- 足部的骨骼结构异常。
- 足部关节的支撑韧带功能受损。
- 帮助支撑足弓的内在肌肉无力。
- 足底筋膜和软组织过于松弛。

可以根据自然状态和承重状态下足弓形状是否发生变化来判断是结构性原因，还是功能性原因。

扁平足的存在导致足弓的正常功能无法发挥，不仅使人更容易疲劳，同时也直接影响足部的稳定——第一跖趾关节稳定性差，可能出现跗外翻，很多有扁平足的人都伴随不同程度的跗外翻现象。

想象一下在穿着高跟鞋时脚的状态。脚趾始终处于伸展的状态，没有进行屈和伸的交替活动。足底筋膜始终处在拉长的状态，而且跖趾关节活动少，灵活性变差。同时，踝关节在步行中的参与度减弱。这些问题都会直接或间接导致扁平足和跗外翻。

足弓的问题又会不断地向上发展，如胫骨外旋、O形腿、膝超伸、骨盆前倾等，也会引发足底筋膜疼痛和关节炎等症状。

第四章

深入：
体态的科学基础

第三章的筛查任务完成了吗？

如果通过体态观察，你发现自己的体态存在问题，很可能你想问很多个为什么。

那么本章就将深入讲解体态的科学基础，了解身体的不同系统如何协同工作来维持体态，由此便能理解体态为什么会出现异常。之前章节中提到的很多概念，也将在本章进行更详细的阐述。本章的理论学习可能略显艰深，但如果能够真正读懂，将会帮助你更好地理解改善体态的方法，并收获更有效的改善体验。

拿好笔和纸，我们开始吧。

第一节　体态执行者：关节的稳定性与灵活性

本书在第一章的第一节就给出了体态的专业定义：体态是指身体所有关节在完成特定动作时的复合排列方式。身体每个关节的位置和这些关节之间的相对位置就是体态的含义，关节是体态的基本组成部分，也是实现身体形态的执行者。要想深入了解体态，那么首先就要了解这个执行者。

1. 认识关节

先来玩一个小游戏吧：如果让你用一些小木棍和绳子组装一个人体骨骼模型，你会怎么做呢？注意，简单粗暴地把小木棍绑成人体的形状是不够的，因为人体骨骼模型不是雕塑，前者需要能够活动。如果再精细化地要求身体不同部位的特殊活动，就难上加难了。

这样的一个小游戏能够让我们更好地理解关节。游戏中的小木棍相当于人体的骨骼，当然，人体的骨骼形状更加丰富，不全是长条形的，还有像头骨这样扁状的，或者像髌骨这样不规则的。关键是，怎么将这些骨骼连接起来，既要能够支撑身体，还能够活动。

关节的存在就是要解决这个问题，它将骨与骨连结起来。骨骼有多种类型，关节也一样，从关节的构成来看，可以将其分为三种：纤维关节、软骨关节和滑膜关节。

① 纤维关节

纤维关节是指骨骼之间通过纤维组织连结的关节。它没有关节腔，也没有活动空间，纤维关节的活动幅度非常小，大多数都完全不能动。颅骨中的关节就是典型的纤维关节。

② 软骨关节

软骨关节是指骨骼之间通过软骨来连结。耻骨之间、椎骨之间的连结就属于这种类型的关节。软骨关节往往只能做微小幅度的运动。

③ 滑膜关节

滑膜关节是唯一一种在关节内部有活动空间的关节类型，这种空间被称为关节腔，腔内充满了滑液。滑液可以润滑关节，减少骨骼之间的摩擦，允许其做更大范围的运动。骨头的末端覆盖着关节软骨，它是一种透明软骨。整个关节周围都是由结缔组织组成的关节囊和韧带，这允许关节完成运动和对错位的抵抗。膝关节、肘关节、肩关节等都是滑膜关节的典型代表。由于允许自由运动，滑膜关节也被归类为可动关节。

而根据滑膜关节的关节面形状和运动的自由度，可以再将其分为三种：单轴关节、双轴关节和多轴关节。

· 单轴关节

屈戌关节（滑车关节）：指骨间关节。

车轴关节：桡、尺近侧关节。

- **双轴关节**

椭圆关节：桡腕关节。

鞍状关节：拇指、腕掌关节。

- **多轴关节**

球窝关节：肩关节。

杵臼关节：髋关节。

平面关节：肩锁关节。

由于滑膜关节是可动关节，因此它和体态的关系非常密切，在本书之前的章节中提过的体态问题，基本上都和滑膜关节有关。所以，我们有必要深入地了解滑膜关节是如何运动的。

滑膜关节的活动范围很大，允许多种类型的运动，包括滑动、角运动、旋转运动和特殊运动。

- **滑动**

滑动发生在骨骼表面较平滑的关节，它们使骨骼之间产生很小的旋转和角运动，腕骨和跗骨关节的运动就是滑动。

- **角运动**

角运动意味着关节连接的骨骼之间出现了角度的变化。角运动有多种类型，包括屈、伸、内收和外展等。屈，指的是骨骼之间的角度减小。抬起小臂时，肘关节就在进行屈曲动作；伸和屈相反，指的是骨骼之间的角度增加。如果伸展的角度超过了关节的正常运动范围，就会变成超伸，最典型的例子是膝关节超伸；外展是指骨骼朝远离身体中线的方向运动，比如向两侧抬起手臂；内收则是指骨骼朝身体中线方向运动。

- **旋转运动**

旋转运动是指一块骨骼沿着它的长轴进行转动。向身体中线转动称为内旋，反向则称为外旋。头部向左或向右转动就是关节旋转运动。

- **特殊运动**

一些运动无法归类到上述三种运动中，因而这些运动被称为特殊运动。内翻是将脚掌向内转动。外翻——与内翻相反，是指将脚掌向外转动，远离身体的中线。前引是骨骼在水平面上向前的运动，后缩是前引之后回到原始位置的运动，下颚运动可以表现出前引和后缩。

2. 关节与体态

人体中的关节数量众多，不同的关节在维持体态方面扮演的角色也有所区别，有些关节负责稳定身体，而有些关节则负责完成动作。对于不同关节的功能，美国著名功能性训练专家迈克·博伊尔（Mike Boyle）和功能性动作筛查（Functional Movement Screen）的创始人盖瑞·库克（Gray Cook）提出了一种名为相邻关节假说（Joint-by-Joint Approach）的理论。他们认为相邻的两个关节在功能上的侧重点不同，并且交替出现，一个需要更多灵活性的关节，上下便会各有一个需要更多稳定性的关节，反之亦然。

那么稳定性和灵活性分别是什么意思呢？用美国著名私人教练比尔·哈特曼（Bill Hartman）认可的简单定义来描述，灵活性是让想要发生的运动发生的能力，而稳定性是让不想要发生的运动不发生的能力。比如，你做一个哑铃肩部外展的动作，需要利用肩关节的灵活性将手臂抬到想要的高度,同时肩胛骨维持正常的肩肱节律,不出现耸肩等代偿动作,即不出现不想要发生的运动。

表1根据相邻关节假说,描述了每个关节的主要需求。

表1　各关节的主要需求

关节	需要
踝关节	灵活性
膝关节	稳定性
髋关节	灵活性
腰椎	稳定性
胸椎	灵活性
肩胛骨—胸廓关节	稳定性
肩关节	灵活性

让我们逐一详细说明。

① **踝关节**

在平时走路和运动时,踝关节的运动幅度较大,包括背屈和跖屈。如果踝关节的灵活性不足——特别是踝背屈受限,那么最后可能会通过足外翻、扁平足或膝超伸等代偿现象来弥补。这在下肢的体态问题中非常常见,现实生活中,我们身体后侧的柔韧性往往较为缺乏,这会限制踝关节的灵活性,降低踝背屈的活动幅度。

② **膝关节**

从关节结构上看,膝关节是一个非常复杂的关节,关节内密布韧带、关节囊和软骨,这些结缔组织会限制膝关节在冠状面和水平面的运动。膝关节连结的股骨、胫骨都是长骨，因此膝关节容易承受较大的力矩。如果稳定性不足，比如，出现冠状面的内外翻和水平面的旋转，容易导致损伤和多种体态异常。

③ **髋关节**

能够进行三个平面的动作，而且动作幅度很大，是身体最灵活的关节之一。髋关节是广义的身体核心区域的一部分，髋关节的灵活性不足，不管是哪个方向的活动范围受限，都会对体态和动作模式造成影响。

④ **腰椎**

位于身体中心，连接骨盆和胸椎，是人体中最需要稳定性的关节之一。腰椎承受身体上半身的重量，如果稳定性不足，容易导致腰椎承受的力矩较大，特别是冠状面和水平面的剪切力，这些都会增加腰椎间盘突出、下背痛等病痛出现的概率。

⑤ **胸椎**

胸椎和胸骨通过肋骨相连，形成胸廓。日常生活中的很多动作都需要胸椎拥有良好的灵活性，比如跑步——两侧上肢交替摆动，需要左右两侧胸廓的相对扭转。灵活性不足，就会限制摆臂的幅度。现代生活方式中，久坐等不良习惯会导致胸椎过度屈曲，胸廓缩短，胸椎灵活性受限，也会使得呼吸模式出现异常。驼背、圆肩、头前倾等体态异常都与胸椎灵活性不足有关。

⑥ **肩胛骨—胸廓关节**

是肩关节运动的基础，需要较高的稳定性，以提供稳定的支点。肩胛骨和胸廓的连结并非通过韧带或关节囊等软组织，而是通过肌肉，这就致使肩胛骨的稳定性受到肌肉失衡的影响。肩胛骨—

胸廓稳定需要良好的肌肉平衡功能，否则容易出现圆肩、肩胛翼状、驼背等体态问题。

⑦ **肩关节**

狭义的肩关节即盂肱关节，和髋关节一样，它也是多轴关节，能够在三个平面进行较大幅度的运动。但在日常工作和生活中，肩关节经常长时间处于屈曲和内收的状态，这有损肩关节的灵活性。肩关节内的活动空间不足，不仅降低了肩关节的灵活性，也增加了圆肩、肩峰撞击综合征、肩周炎等病痛出现的概率。

那么，如果这些关节本来的功能出现紊乱呢？会发生什么？如果一个需要更多灵活性的关节灵活性不足，那么与它相邻的关节就容易出现代偿，来弥补灵活性不足，相邻关节出现异常的概率增加。举例来说，踝关节灵活性不足，膝关节就容易受伤，足部也容易出现踇外翻和足弓塌陷；髋关节灵活性不足，腰椎容易受伤；胸椎灵活性不足，肩膀、颈椎或腰椎就容易受伤。

第二节　体态调节器：肌肉之间的博弈

关节的运动是通过肌肉的收缩来实现的，当人体处在不同位置时，要通过不同的肌肉激活模式来调节身体姿势，从而符合正确的人体生物力学。从这个角度来说，肌肉就是体态的调节器。

1. 认识肌肉

肌肉是一种高度专业化的软组织，可产生张力，从而带动关节运动。肌肉由肌纤维组成，而肌纤维内又含有肌原纤维，包括粗肌丝（肌球蛋白）和细肌丝（肌动蛋白、原肌球蛋白、肌钙蛋白）。根据肌丝滑行学说，这两种肌丝之间相互滑过，产生张力，改变肌纤维的形状和长度。

根据结构和功能的不同，可以将肌肉分为三种，分别是：心肌、平滑肌和骨骼肌。

① 心肌

心肌组织仅存在于心脏中，心脏收缩会将血液泵入全身并维持血压。心肌是非随意肌，无法通过意识控制。

② 平滑肌

平滑肌组织与许多器官和组织系统相关，如消化系统和呼吸系统。它在这些系统中的流动调节方面起到重要作用，例如，胃肠平滑肌的蠕动帮助食物通过消化系统。平滑肌也是非随意肌，无法通过意识控制。

③ 骨骼肌

骨骼肌主要通过肌腱附着在骨骼系统上，以维持姿势并控制运动。例如，附着在肩胛骨和桡骨上的肱二头肌收缩会抬高前臂。一些骨骼肌可以直接附着在其他肌肉或皮肤上，如脸部控制表情的肌肉。骨骼肌大多时候都处于自主控制之下，尽管在维持姿势或平衡时可能是潜意识的。形态学上的骨骼肌细胞是细长形的，而且呈条纹状。

本书讨论的体态主要和骨骼肌有关，尽管心肌、平滑肌和体态也有千丝万缕的联系，但骨骼肌无疑是主导体态变化的重要肌肉。

根据其代谢和相应的功能，可以将骨骼肌的肌纤维进一步细分为慢肌纤维和快肌纤维。大多数肌肉由这两种肌纤维组成，只是比例不尽相同。

· 慢肌纤维（Ⅰ型纤维）

慢肌纤维主要作用于需要长期反复收缩的耐力活动，如保持姿势或长距离跑步。慢肌纤维收缩时所需的ATP酶通过有氧供能系统产生，反应比无氧呼吸慢，不适合快速运动，但效率更高，因此不容易疲劳。由于氧气需求量大，慢肌纤维通常与大量血管、线粒体和高浓度肌红蛋白一起作用，肌红蛋白是一种在血液中发现的氧结合蛋白，可使肌肉呈现微红色。典型的以慢肌纤维为主的肌肉是腿部的比目鱼肌（约含80%慢肌纤维），其在站立时起着关键作用。

・快肌纤维（Ⅱ型纤维）

快肌纤维则主要作用于快速运动，如跳跃或短跑，需要肌肉短时间快速收缩。与慢肌纤维不同，快肌纤维依靠无氧供能系统提供能量，虽然比有氧呼吸效率低得多，但它是快速爆发运动的理想选择，因为不受氧气需求的限制。由于快肌纤维通常不需要氧合，它们比慢肌纤维含有更少的血管和线粒体，并且肌红蛋白更少，导致颜色更浅。典型的以快肌纤维为主的肌肉是控制眼球运动的肌肉，其中快肌纤维比例约为85%。

人体的肌肉中，慢肌纤维和快肌纤维的比例取决于两个因素：一是遗传因素，二是对特定的运动产生适应。不同类型的肌纤维能够在一定程度上互相转化，耐力型运动可以提高慢肌纤维的比例，而爆发性和力量型运动可以提高快肌纤维的比例。

2. 姿势肌和相位肌

在20世纪60年代末，人称"康复之父"的捷克神经学家、物理治疗师弗拉迪米尔·扬达博士（Dr Vladimír Janda）用肌电图和临床研究确定了肌肉的变化。他将某些特定的肌肉命名为"姿势肌"，因为它们的主要作用是保持张力、抵抗重力。其他肌肉则被称为相位肌，这些肌肉会按需执行动作，但对于身体重力没有反应。他还发现肌肉之间能够互相影响，而不仅仅是主动肌和拮抗肌的关系。

姿势/相位关系是一种动态平衡，有关姿势肌和相位肌的特点可见表2。

表 2　姿势肌和相位肌的特点

姿势肌的特点	相位肌的特点
静息时张力更高，抵抗重力	按需激活，不对重力产生反应
倾向于缩短和紧张	倾向于被抑制和薄弱
收缩速度较慢	收缩速度较快

姿势肌天生就能帮助身体对抗重力，让我们站起来，特别是在走路过程中单脚支撑的时候。经常使用可能是姿势肌静息张力较高的原因，必须时刻做准备，也正因如此，姿势肌在静息时的肌肉长度也较短，即使在正常活动和休息时，这种缩短也会发生。

相位肌也会在身体中产生一种模式：薄弱和被抑制。这些肌肉不一定会受伤，但它们不够活跃，甚至可能表现出一种虚假的麻痹。这一类的肌肉包括腹肌、臀肌、深层颈部屈肌和菱形肌。它们很少单独活动，通常与姿势肌协同活动。

举个例子，一个有"上交叉综合征"（扬达博士提出的三种常见体态异常模式之一，另两种为下交叉综合征和旋前变形综合征）的人，常表现出头前倾、圆肩和驼背，主要是由于胸大肌和颈部伸肌缩短，而深层颈部屈肌、菱形肌、斜方肌中束和前锯肌薄弱，此外，竖脊肌的弹性不足还会让这些体态问题进一步复杂化。

这些体态问题并非单一某块肌肉的影响。所有这些都是功能失调的表现，应该用一系列相互作用的力量来解决。测试身体内所有的姿势肌，在训练计划中增加对这些肌肉的放松和拉伸。针对单独的姿势肌或肌群——如腘绳肌，可以根据需要进行测试和拉伸。

虽然我们可以通过孤立拉伸来延长姿势肌，但我们不能孤立地强化一块相位肌。这样做可能会进一步削弱肌肉功能，造成运动模式不佳。

人体中主要的姿势肌和相位肌详见表3。

表3 姿势肌和相位肌的主要分布

姿势肌	相位肌
胸锁乳突肌	头长肌、颈长肌
斜方肌上束、斜角肌、枕骨下肌	斜角肌
肩胛提肌	胸大肌（腹部纤维）
上肢屈肌：胸大肌（胸骨部和锁骨部纤维）、三角肌前束、肱二头肌长头	上肢伸肌：三角肌后束、大圆肌、背阔肌
腰方肌、竖脊肌、回旋肌、多裂肌	斜方肌中束和下束
屈髋肌：髂腰肌、股直肌、阔筋膜张肌	肩胛下肌
梨状肌	菱形肌
单关节髋内收机	前锯肌
腘绳肌（股二头肌、半腱肌、半膜肌）	腹内/外斜肌、腹直肌
跖屈肌：腓肠肌、比目鱼肌、胫骨后肌	臀大肌、臀中肌、臀小肌
	股内侧肌、股外侧肌
	胫骨前肌
	腓骨肌

表3并没有列出身体里所有的肌肉。它只列出了扬达博士根据双脚站立时的重力应力，在姿势和相位这两类活动中识别出来的肌肉。表3是从头部到脚来垂直划分的。

好的体态需要姿势肌和相位肌维持合理的动态平衡，如果出现失衡，那么就需要进行处理。一般来说，就是放松和拉伸紧张、短缩的姿势肌，而强化薄弱的相位肌。但这也不绝对，有一些姿势肌，虽然紧张而短缩，但同时可能是薄弱的，最典型的是位于背部的长长的竖脊肌，扬达博士称这种现象为"紧张性薄弱"。针对这类的肌肉，既需要进行放松和拉伸，也需要强化。

那么，何时拉伸，何时强化呢？

在拉伸和强化肌肉的顺序方面，扬达博士提出了以下方案：长度、力量和耐力。首先，根据标准的测试方法，进行辅助拉伸和自我拉伸，达到最佳的静息长度；其次，通过力量训练强化需要加强的肌肉和肌群；第三，通过调整负重、重复次数和组数增加肌耐力、肌肥大。最后，通过日常的拉伸计划维持静息长度。

第三节　体态指挥官：肌肉神经模式和多重感官

人体是通过肌肉带动关节运动而调节体态的，但人体中骨骼肌有数百块之多，它们是如何协同工作来进行动作的呢？答案是：神经系统扮演了指挥官的角色。神经系统通过各种途径获取关于身体和环境的信息，经过处理之后，发布指令。

值得注意的是，不同类型的信息是在不同的神经区域处理的。比如，手不小心触摸到火焰后会下意识地迅速收回，这种信息处理是在脊髓进行的，这样才保证速度最快，从而能够避免危险。由此看出，脊髓层面的神经处理速度最快，而且是无意识的；又如，站着的时候，不需要思考应该怎么站就能够维持稳定，这种习惯性动作的信息是在皮质下进行处理，成为一种下意识的动作记忆，皮质下的神经处理速度中等，是潜意识的；而皮质层面的神经处理是最高级的，速度最慢，但能够帮助处理复杂的运动，比如参与体育运动时，每一个动作都需要有意识地做出下一步动作的决策。

在这三个层面的神经处理中，跟体态最为相关的是皮质下层面的，这也意味着体态的维持和调节是下意识的。实际上，在我们自然站立时，大脑不断地通过各种感觉系统获取和身体、环境相关的信息。人的基本感觉系统有很多种，包括视觉、听觉、嗅觉、味觉、触觉、本体感觉等，环境刺激通过各大感觉系统输入大脑进行统合，然后大脑指挥身体器官产生动作或感受。这些感觉中，跟体态关系最密切的是视觉和本体感觉。

1. 视觉系统

视觉提供眼睛（包含头部和身体）在空间中的位置，并通过分析从周边环境中所接收到的光，判断如何移动。视觉以很复杂的方式被运用，使得我们能在各种环境中安全有效地移动。举例来说，当行进间要通过如门廊般的缝隙时，缝隙跟肩宽存在着一个很重要的比例：对任何小于肩宽 1.3 倍的缝隙，人们一般会旋转上半身，以保持有效的通过宽度。当我们要跨过障碍物时，也存在一个很明显的绝对高度值。

视力和体态的关系很复杂。有可能是因为体态不佳导致视力不佳，也可能是视力不佳造成不良体态。视觉和体态是相互交织的，可以一起工作，螺旋下降到不平衡，或者螺旋上升到最佳功能。

2. 本体感觉系统

该系统提供身体的位置信息，包括前庭系统和本体感受器。

① **前庭系统**

前庭器官由内耳中的三个半规管、椭圆囊和球囊组成，它们是人体对自身的姿势、运动状态以及头部在空间的位置的感受器，在保持身体平衡中起着重要的作用。

② 本体感受器

本体感受是一种感觉装置，被感觉的皮层能够感知到你的身体在空间中的位置。本体感受器是提供关于关节角度、肌肉长度和肌肉张力的信息的传感器，它能在任何给定的时间内，对空间中肢体的位置进行对比。其特殊的神经末梢来自人体的肌肉、筋膜、肌腱、韧带、关节和皮肤。这些感受器能够感知关节运动时的力、速度和加速度。

本体感受器包括肌肉、肌腱和关节内的感觉神经末梢等装置。比如，肌梭感受肌肉的伸展和收缩；腱梭感受器感受肌肉末端附于骨上的肌腱的伸展；还有关节感受器，它能感受关节韧带的运动。这些感受器主要用来感知运动器官的位置变化，简单来说，我们之所以闭着眼睛也能够吃饭、穿衣，就与这些本体感受器密切相关。

人在运动时，肌肉被牵拉或主动收缩、放松，会对肌梭、高尔基腱器构成刺激而产生兴奋，兴奋冲动传到大脑皮质的运动感觉区，经过分析综合活动，能感知人体的空间位置、姿势以及身体各部位的运动情况。肌肉活动时发生的本体感觉往往被视觉、听觉和其他感觉遮蔽，故本体感觉也被称为"暗淡的感觉"。

我们通常所说的术语"神经肌肉"来源于相互依存的感觉系统和运动系统，其中肌肉系统在中枢神经系统参与下控制骨骼肌系统完成运动。在功能性运动中，肌肉通常既发挥着动力作用，又起着稳定作用，因此，神经肌肉控制可以说是无意识地激活肌肉以稳定关节，为关节的功能性活动做准备。这些稳定机制既发生在整体姿态稳定时，又发生在局部关节稳定时。

体态的维持是周围神经系统和中枢神经系统进行信息输入、处理和输出的结果。当涉及视觉、本体感觉等稳定姿态的输入信息时则更是如此。所有信息经过中枢神经系统评估和处理后，会输出动作指令来维持身体稳定性。这个过程在闭环回路中自动地反复循环。

3. 感觉系统和体态的关系

视觉和本体感觉都和体态密切相关，在正常情况下，大脑整合多种感觉系统的信息来指挥骨骼肌系统维持体态。但在现代生活方式中，不管是使用电脑、玩手机，还是看书，我们都长时间地处于主要通过视觉来提供姿势反馈的状态，久而久之，前庭和颈部的本体感知能力就会逐渐退化。实践经验表明，头前倾问题较显著的人，在闭眼单腿平衡测试中表现较差。

当我们使用电脑或手机时，眼睛会不由自主地向它们靠近，以便看得更清楚，这在视力不好的人身上表现得尤为明显。而久坐的生活方式，使得我们的身体处于一种被支撑的状态，这种状态下便不需要强大的本体感知能力来维持身体的姿势和平衡，因此这种能力就会逐渐退化，变得迟钝。

4. 本体感知能力训练

那么，能否通过训练提高本体感知能力呢？实际上，我们的大脑是具有神经可塑性的，能够适应经常做或不做的活动，所以，可以通过训练提高本体感知能力。

本体感觉是在顶叶的皮层中处理的。关于关节位置和运动精度的交流发生在感受器和运动皮层之间。在皮质地图中，身体的每一部分都对应大脑一个特定的区域，专门用来移动和感知身体部位。神经支配程度最高的区域在地图中有最大的皮质表现，如手、脸和嘴唇。手有一个特别大的皮质表现，因为它可以进行非常复杂、有差异的动作和感觉。大脑认为这是"重要的"，并将大量的区域用于感知和控制它。

之所以说大脑皮层的映射是必要的，是因为大脑使用地图来决定如何移动。很明显，地图越好、越详细，运动就越好、越精确。相比之下，如果地图是模糊的，动作协调性也会受到影响。

另一个迹象表明，这些地图对于协调性是至关重要的，因为它们在需要的时候会变得更大。例如，音乐家的大脑在感知和控制手指的部分实际上是更强大的，因为他们经常用手来产生运动。

精确的地图能产生更好的运动输出。结果是，我们行动得越好，感觉也会越好。当一个关节和相关的肌肉没有活动时，大脑就不会感觉到它是"重要的"，而由于缺乏运动，大脑皮层的地图变得越来越模糊。

这也是很典型的"用进废退"的神经可塑性现象的例子。

感觉和运动不匹配是由于大脑地图所代表的信息的冲突。在许多体态异常的情况下，感觉和运动在皮质地图中的不准确可能是一个重要的因素。改善这些区域的本体感受，就可以改善运动输出，并有助于改善体态。

人类的大脑渴望复杂性，需要通过复杂的运动来训练我们的本体感知能力。什么是复杂的运动呢？这种运动要覆盖多个平面。当重复进行单平面运动时，大脑停止关注，因为它太简单了。当关节和肌肉在多个平面上移动时，它对皮质输入和输出更有意义。

第五章

预备：
体态训练的四种技术

读到这里的时候,你可能已经跃跃欲试了。

但是在给出改善方法之前,有必要先介绍一下在改善方法中常用到的四种训练技术,包括:呼吸、放松、拉伸和抗阻力训练。本章会带领大家深入每一种技术,从原理到实践,帮助厘清误区,建立对于训练的正确认知。

第一节　体态训练术之呼吸

第二章第一节已经解释了呼吸和体态的关系。而本节将介绍呼吸训练的具体方法，通过关注、调整呼吸来改善体态。

在所有的日常生理活动中，呼吸可以说是最基础的。正常人每天要进行超过两万次呼吸，即便是在睡觉时——大部分肌肉都处于休息状态，呼吸却不会停止，维持呼吸的那些肌肉也都在工作状态。如果我们能够进行正确的呼吸，养成良好的呼吸习惯，那么日常生活对于我们来说就是一种训练。

1. 感受正确的呼吸

什么是正确的呼吸呢？你可能会觉得奇怪，难道有谁不会呼吸吗？尽管每个人都在呼吸，但并非都是以正确的方式来进行。下面来做两个简单的小测试。

- 测试1：将双手拇指置于下背部，即腰椎的两旁，观察吸气的时候，拇指是否会感受到背部向外顶的力量。
- 测试2：将双手放置于身体两侧的下部肋骨，观察吸气的时候，双手能否感受到胸部向两侧顶的力量。

如果感受不到，那就尝试是否能够通过调整呼吸，给拇指或双手施加力量。

正确的呼吸是三维的，测试 1 和测试 2 分别测试了呼吸过程中向后和向两侧的动作，如果你的呼吸方式是正确的，那么都应该感受到力量。

那么错误的呼吸是什么样的呢？很多人都有呼吸模式异常的问题，他们在呼吸时，只有胸部上下的起伏，呼吸一般都比较浅、短，呼吸的频率也比较快。与此同时，背部几乎不参与呼吸，在整个呼吸过程中，背部也几乎没有任何起伏，反而始终处于紧绷的状态。如果通过训练，将背部也纳入呼吸过程之中，便能够增加胸腔的空间，让呼吸更轻松、深入、绵长。

除了身体前后侧的扩张，下部肋骨在呼吸中也应该参与进来，以扩大胸腔左右的宽度；骨盆底肌肉也需参与，增加胸腔至盆腔的广度。

下面来感受一下正确的三维呼吸。

① 三维呼吸（前后）

自然呼吸是通过改变腹腔的形状和大小来实现的，腹腔的前侧是腹肌，后侧是背部肌肉。进行正确的吸气时，腹部应向前扩张，背部应同时向后扩张，呼气的时候则同时收缩。

仰卧在垫子上，双腿平行，屈曲膝关节；双脚踩在垫子上，而双手放在下背部的下方。注意吸气时背部向外扩张、吐气时背部松弛的感觉；呼吸尽量缓慢而深入，可以闭上眼睛，用心感受背部动作的细微差异。

② 三维呼吸（左右）

呼吸时左右方向的扩张主要是下肋骨的横向扩张。仍以仰卧屈膝动作开始，双手放在胸部两侧的下肋骨上，并将注意力集中在双手放置的地方；吸气时，感受肋骨向外扩张，吐气时，肋骨胸腔放松内缩。呼吸数次并用心体会每次呼吸，感受肋骨上下与左右起伏的变化。

③ 三维呼吸（上下）

呼吸时上下方向的扩张是膈肌和盆底肌的相对运动，其中盆底肌的动作幅度较小。盘腿坐在垫子上，自然地呼吸，慢慢将注意力放在骨盆底部；吸气时，该部位产生向下、向外扩张的压力，而吐气时有松弛并回到原来自然位置的感觉。呼吸数次，用心体会呼吸时，骨盆底部细微动作的不同。

2. 不同身体位置下的呼吸

人类的身体能够进行各种各样的动作，从基本动作模式来讲，分为坐、站、仰卧、俯卧、蹲、支撑、跪等，这些都是我们平时经常会做的动作。之所以强调呼吸的时候去区分这些动作模式，是因为不同的动作模式下，呼吸是有差别的。举例来说，坐着的时候，膈肌的活动范围只有站立时的 2/3。

所以，呼吸训练不能只在仰卧状态下进行，而是要在各种身体位置下进行，以提高我们各种日常场景下的呼吸质量。将上述的三维呼吸训练拓展到更多的身体位置，无论是躺着、坐着还是站着，呼吸都应是三维的，需要感受到腹部前后、左右、上下的扩张和收缩。

3. 在训练时关注呼吸

呼吸在训练中是非常容易被忽视的，如果能在训练中正确地呼吸，那么对于训练效果将大有裨益。正确的呼吸能够激活深层核心肌群，维持腹内压，保持核心稳定，从而提高动作的质量。

训练时，正确的呼吸方法概括就是，主动肌离心收缩时吸气，向心收缩时呼气。以卷腹为例，主动肌是腹直肌，上抬的时候是向心收缩，那么应该呼气；下降的时候是离心收缩，应该吸气。另外，呼吸应该始终保持流畅、平缓，在动作没有被掌握前，不宜求快。

第二节　体态训练术之自我筋膜放松

自我筋膜放松（Self Myofascia Release，简称 SMR）是常用的放松方法之一，通过按压筋膜上的扳机点（Trigger Point，也称触发点或激痛点），可以放松紧张和过度激活的肌肉，调整肌肉张力，改善肌肉平衡。

1. 认识筋膜

筋膜是贯穿身体的一种致密结缔组织，它包绕着肌肉、肌群、血管、神经。筋膜分为好几层，分别叫浅层筋膜、深层筋膜、内脏筋膜等，它们延绵不断地贯穿身体上下。浅层筋膜位于脂肪层和肌肉之间，有做饭习惯的读者可能对它很熟悉，就是包在瘦肉外面的那一层白色半透明物质；而包裹着肌肉的肌外膜、肌内膜，连接到两端的肌腱，到肌束膜，再到骨关节上的骨膜，这些都属于身体的深层筋膜；内脏筋膜，顾名思义，就是将内脏包裹在结缔组织膜层中，使彼此隔开。

可以说，在我们的身体里，筋膜无处不在，它和循环系统、神经系统一样，是一个周身性系统。筋膜上富含神经感受器，在人体的张力分配上扮演着非常重要的角色。

人体内有几百块骨骼肌，分布在全身，这些肌肉不是孤立的，而是通过筋膜相互连接。与其说有几百块肌肉，不如说是把肌肉放在几百个"筋膜袋子"里。

当我们在进行各种动作时，不仅肌肉在工作，筋膜同样也在发挥作用。由于各种原因，如不良体态、运动过度、损伤或错误的动作模式等，肌肉和筋膜容易产生粘连，从而导致肌肉紧绷或出现扳机点。

出现扳机点的特征是：在该部位进行按压，会有痛感。不仅如此，扳机点的存在还会使得肌纤维持续紧张，影响肌肉的正常工作，降低运动表现。久而久之，还会导致更严重的炎症和损伤。理论上说，始终保持健康生活方式、良好体态和动作模式，可以避免扳机点的出现。但实际情况中，没有人能坚持做到，每个人多多少少都会有各种肌肉紧绷和扳机点的状况。

那么应该怎么办呢？

答案就是：进行放松。这里的放松可不是休息的意思，而是通过施加压力使得紧绷的肌肉放松，同时可以缓解筋膜粘连。前面提过，出现扳机点之后，如果用力按压会产生疼痛，那么是不是放松时施压也会带来疼痛呢？是的，而且可能会很疼。

当然，这种疼痛并不是不可忍受的，也不会始终如此，如果坚持进行放松，这种疼痛就会慢慢缓解。大家都有做过足底按摩吧，有些人一按就痛得不行，有些人怎么按都不痛，就是因为粘连的程度不同。

2. 什么是自我筋膜放松

自我筋膜放松是一种特别的自我按摩方法，用来放松紧绷的肌肉或扳机点。根据不同的目标肌肉，可以徒手进行，也可以借助泡沫轴、花生球、网球等工具，通过向身体上的某一点施加压力来帮助肌肉恢复正常功能。

这种技术最初仅被专业运动员、教练及医疗专家使用，现在已经被推广成常见的必备放松术。

你可能会有疑问，自我筋膜放松和拉伸有什么区别？实际上，这两种放松方法并不是互斥的，而是互补。自我筋膜放松是通过按压扳机点，从而缓解肌肉和筋膜的粘连；拉伸则是拉长缩短的肌肉，从而恢复肌肉正常长度。一般来说，建议先放松，再拉伸。

3. 如何判断哪些部位需要放松

需要放松的部位就是那些出现扳机点的肌肉。最简单的判断方法就是：尝试按压一下，看是否出现疼痛。除此之外，还可以通过体态评估，发现那些缩短的肌肉，这些肌肉同样需要进行放松。

而需要注意的是，自我筋膜放松的目标是放松肌肉，而非筋膜，更不是骨骼和关节，所以，放松时不能对骨骼或关节施压。

4. 如何正确地进行自我筋膜放松

首先要选择合适的工具，包括泡沫轴、花生球、筋膜球等。这些工具有多种类型，也有不同尺寸，以泡沫轴为例，建议初试者先用软一点、偏光滑的类型，具体操作如下。

利用泡沫轴和你的自身体重对特定的肌肉或肌肉群施加适中的压力。按压时，身体在泡沫轴上慢慢滚动，在疼痛感觉最强烈的位置，停止 20～30 秒，保持呼吸，尽可能地放松。这时你应该可以感觉到紧绷的肌肉在慢慢地放松，当疼痛感逐渐降低时，继续滚动，寻找下一个痛点。

可能有人会问：是不是不管多痛，都要忍着？其实并不是。如果某个区域太痛以至于你不能直接对该区域施加压力，这个时候可以转移泡沫轴，将压力施于痛点周围的区域，从而逐渐放松整个区域。放松时，要注意保持自然呼吸，缓慢、流畅、深入，这么做的目的是让你的身体适应按压，从而充分放松下来。

在放松完的第二天你可能会感到疼痛。这种感觉有点像体育锻炼后的酸痛，这时候你就不应该再对疼痛点施加压力了，而是要多休息并补充营养及水分，有效地恢复肌肉。

第三节　体态训练术之拉伸

拉伸也是常见的放松方法之一。通过拉伸，可以伸展肌肉长度，改善肌肉平衡，增加关节活动范围并提升灵活性。

1. 拉伸的类型

一般来说，拉伸有三种方式，包括静态拉伸、动态拉伸和本体感觉神经肌肉促进疗法（Proprioceptive Neuromuscular Facilitation）。

① **静态拉伸**

如果在拉伸时，身体姿势保持不变并维持一段时间，那么在做的就是静态拉伸。这也是使用得最为广泛的方式，包括主动拉伸和被动拉伸，区别在于是否利用外力帮助拉伸。静态拉伸时，从起始姿势开始，缓慢拉伸目标肌群，目标肌群和其对应拮抗肌群一开始都处于放松状态，拉伸至有明显疼痛感时，保持 30 秒左右，再缓慢回到起始姿势。

② **动态拉伸**

如果拉伸时采用摆动或跳跃的方式，而不只维持一个姿势，那么在做的就是动态拉伸。动态拉伸与静态拉伸的区别是，动态拉伸过程中，肌肉突然被拉长时会引起牵张反射效应，肌肉、关节、肌腱和韧带均会在这种牵拉状态下反射收缩，能够在增加动作幅度的同时提高功能动作能力。

动态拉伸常常在热身阶段使用，动态拉伸的每个动作应缓慢、温和，整个拉伸过程中，关节都不应超过其正常活动范围。

③ 本体感觉神经肌肉促进疗法

这是一种特殊的被动拉伸法。有研究表明，PNF比普通静态拉伸的牵拉效果更好，但需要有经验的同伴或教练辅助完成。

2. 为什么要拉伸

① 增加关节活动范围

拉伸能够拉长肌肉，从而提高柔韧性，即增加关节活动范围。

当我们柔韧性不足、关节活动范围小时，在运动中很容易受伤。比如，在跑步时，如果关节活动范围不足，而由于腿部要向前方伸展，就很容易拉伤大腿后侧肌肉。

除此之外，良好的关节活动范围可以使我们在运动时，动作更加标准，从而获得更好的训练效果。

② 维持肌肉平衡

总体来说，人体所有肌肉处于动态平衡的状态中。如果肌肉出现紧张缩短，那么它们之间的平衡将会被打破，进而导致体态问题。比如，胸肌紧张、缩短，则会造成含胸的情况。拉伸可以帮助这些紧张、缩短的肌肉回到正常的长度，从而维持肌肉平衡。

③ 减轻运动后的肌肉酸痛

有运动健身经验的读者应该都经历过运动后肌肉延迟酸痛，即运动后第二或第三天，肌肉出现酸痛现象。如果能在运动完之后，进行充分的放松和拉伸，便可以有效延展肌纤维、促进血液循环，从而减轻肌肉酸痛的不适。

3. 如何拉伸

① 拉伸的原则

· 避免过度疼痛

拉伸超过一定程度时，会出现疼痛，这意味着身体认为自己处在危险之中，启动了防御机制。轻微的疼痛是有利于拉伸效果的，但切忌操之过急——希望一步拉伸到位，明明已经痛得不行还继续加大力度。要学会倾听身体的反馈，注意区分正常的疼痛和可能导致损伤的疼痛。

· 缓慢拉伸

拉伸速度过快容易启动牵张反射效应，影响拉伸效果，同时也容易造成损伤。因此，在进行静态拉伸时，一定要从起始姿势开始，循序渐进地、缓慢地增加拉伸幅度，直至出现轻微疼痛。

· 精准拉伸

每个拉伸动作都应有明确的目标肌群，在选择动作时要考虑能够最有效地拉伸目标肌群，并避免对非目标肌群产生影响。比如，有些人习惯用靠墙提踵的方式拉伸小腿，但由于忽视膝关节的位置，使得膝关节处于过度伸展的状态，增加了损伤概率。

② 关于拉伸的常见问题

·如何选择拉伸方式

在体态改善训练中,主要采用静态拉伸。但在训练开始时,可以利用动态拉伸激活目标肌肉。

·每个拉伸动作停留多久

肌肉从紧张到放松,再到被拉长需要一定时间,每个动作一般需要保持30秒左右。

·每个拉伸动作要做几次

我们建议每个肌群的拉伸动作每次做1~2组即可,并不是拉伸得越多越有效。

·每次训练多长时间

每次拉伸训练至少要在10分钟以上。如果是在运动后进行,那么运动中使用到的主要肌肉都应得到充分拉伸。

·拉伸时正确的呼吸方式是怎样的

很多人在拉伸时,特别是在感到疼痛时会不自觉地憋气,其实是不对的。拉伸时应保持自然呼吸,要均匀、缓慢、深入,让身体逐渐适应新的关节活动范围。

第四节　体态训练术之抗阻力训练

每个人或多或少都进行过抗阻力训练，比如，在健身房用固定器械进行训练、在家做个卷腹等，这些都是抗阻力训练。那么，是否所有抗阻力训练方式都能够帮助改善体态呢？答案是否定的。

在体态改善训练中，我们借助抗阻力训练强化薄弱肌肉，改善神经肌肉效率。那么，抗阻力训练有哪些类型和变量？什么样的抗阻力训练才最有利于体态改善呢？

1. 为什么要进行抗阻力训练

抗阻力训练是通过肌肉收缩以对抗阻力的训练方式。它主要是利用人体的适应能力和超量恢复的能力。简单地说，当我们在进行抗阻力训练时，身体会想尽各种办法去适应这种受力状态，每次训练之后，肌肉会逐渐提升至比训练前更好的状态。

所以，通过抗阻力训练，我们可以提高肌肉力量和耐力。除此之外，经常性地进行抗阻力训练，还有很多其他好处：

- 改善肌肉的神经控制。
- 改善关节稳定性、灵活性和平衡性。

- 提升在日常生活和体育运动中的表现。
- 提高代谢水平。
- 改善体态。
- 改善睡眠。

2. 抗阻力训练的类型

根据参与抗阻力训练动作的关节数量,可分为单关节动作和多关节动作。

① 单关节动作

顾名思义,就是在动作过程中只有一个主要关节参与,如杠铃弯举,整个动作过程只有肘关节的屈伸动作,其他关节都保持不动。

② 多关节动作

同理,动作过程中有多个主要关节参与的动作就是多关节动作,如箭步蹲,参与到动作过程的有足/踝关节、膝关节、髋关节。

我们在日常生活中的绝大部分动作都属于多关节动作,如步行、下蹲、跳跃等,相比单关节动作,多关节动作能够使更多肌肉参与完成动作,从而更好地训练肌肉之间互相协作的能力。因此,我们在体态改善的训练中,会主要使用多关节动作,仅在少数需要对某些肌肉进行针对性训练时才会考虑单关节动作。

除了根据参与关节数量来划分,我们还可以根据抗阻力训练的阻力来源,将抗阻力训练划分为自重训练、固定器械训练和自由重量训练。

③ **自重训练**

自重训练就是通过克服自身重力实现的训练，如徒手深蹲训练，在完成动作的过程中，需要克服的只有自己的体重，而没有其他外界阻力。

④ **固定器械训练**

去过健身房的人应该都见过各种大型的固定训练器械，这些器械能够限定训练轨迹。比如，用固定器械进行肩上推举训练，杠铃被限定为只能上下移动，而不能左右或前后晃动，所以这种训练可以更有针对性地练到某块或某几块肌肉。

⑤ **自由重量训练**

使用哑铃、杠铃和弹力带等非固定器械进行训练，运动轨迹不固定。因此，训练时需要付出额外的能量保持稳定，同时也会让更多肌肉参与到动作当中。

3. 如何正确地进行抗阻力训练以改善体态

在改善体态时，考虑到我们身体的特定状态，抗阻力训练方案需要遵循以下原则。

- 抗阻力训练是体态改善综合方案中的一部分，应该和其他类型的训练方法（包括呼吸、放松、拉伸）配合实施。
- 应根据具体的体态问题，制订对应的抗阻力训练方案。

一些健身误区普遍存在于健身新手中。比如，不管自己身体的实际情况如何，就贸然地采用网上看到的各种训练计划，其效果最终可能适得其反。不同的抗阻力训练动作有不同的训练效果，下面将以卷腹和平板支撑这两个大家都很熟悉的练习来举例说明。

很多人应该都不知道，其实这两个动作完全不同。卷腹的训练目标主要是增加腹直肌的向心收缩能力，而平板支撑的训练目标是增强核心区域的抗伸展能力和肩胛骨的稳定性。所以，尽管卷腹和平板支撑都会让腹部有感觉，但其实训练效果完全不同。在设计体态改善方案的时候，就要考虑这些差异，从而选择最合适的动作。

① 训练方案要灵活多变

由于人体具有很强的适应能力，能够应对不同方向、不同类型的负荷，因此，在改善体态时，设计抗阻力训练方案也要考虑到这种变化性。比如要提高核心稳定性，不能只做平板支撑，而是需要结合多种训练动作。

举例来说，我们在设计加强臀大肌的动作时，既会采用臀桥，也会采用跪姿后抬腿，尽管这两个练习中臀大肌都是主动肌，但整体来说，它们的动作模式有很大区别，因此训练效果也有差异。设计练习方案时要考虑这些区别，把不同的训练动作结合起来以形成最佳方案。

② 抗阻力训练要循序渐进

大多数有明显体态问题的人运动能力都较差，更需要注意训练过程的循序渐进，逐步提高训练水平，使得身体一点点适应更高的练习强度，不然很容易导致损伤和疲劳。

③ 要关注动作完成质量、组数和次数

动作之间细微的偏差都可能影响训练效果，甚至导致损伤，因此需要格外关注动作的标准性。另外，每个动作的次数和组数都是经过设计的，如果没有达到要求，就可能对目标部位的刺激不足，最终达不到预期效果。

④ **要保证充分的休息**

很多健身新手在刚开始训练时，劲头很足，恨不得一天练习好几次，这样不仅费时费力，而且很可能导致训练过度，肌肉恢复不足，结果欲速则不达。在改善体态过程中，充分的放松和休息尤为重要。

⑤ **动作选择应着重考虑功能性**

体态改善训练的目标是使得我们在日常生活中能有一个良好的体态，这需要身体各个部位的肌肉之间处于良好的动态平衡状态，孤立地训练某个部位的肌肉往往会带来新的不平衡，因此更需要采用功能性训练动作。具体来说，就是要以多关节动作、自重训练和自由重量训练为主。

4. 抗阻力训练的细节

训练是由动作组成的，而动作又是由非常多的细节组成的。在所有的细节中，有些为人熟知，有些则很容易被忽视。正是这些被忽视的细节影响了我们的训练，只有全面关注动作细节，才能达到最佳的训练效果。

① **稳定肌**

我们在做每一个动作时，不同的肌肉都在扮演着不同的角色，包括主动肌、拮抗肌、协同肌和稳定肌。其中，稳定肌最容易被忽略。稳定肌是指在动作过程中，为身体或关节提供稳定作用的肌肉。比如在做俯卧撑时，核心肌群即稳定肌。但是，很多人在做俯卧撑时，过度关注上肢的动作，而忽略了核心区域。

这种忽略会影响动作质量，降低训练的效果，甚至造成损伤。除了核心肌群外，常见的稳定肌还包括肩袖肌群、足固有肌等。人体是一个复杂的整体，只有把需要稳定的部位维持住，动作才能得以正确执行。

② 体态

训练时，应该使任何动作都符合人体生物力学。正确的体态就像是玩乐高积木时，积木和积木要对齐。不管我们在做什么动作，无论躺着、坐着、站着或蹲着，都需要关注体态。

体态方面最容易被忽视的不是训练的目标部位，而是非目标部位。举个最简单的例子，在卷腹动作中，大家都知道腰椎不能离开地面，但是对颈部的关注就会由此减少。有两种常见错误，一种是做卷腹时没有收紧下巴，反而使劲抬头；另一种是双手用力地抱住头。正确的方法是，维持胸椎和颈椎的连续性，收紧下巴，双手可以放在头部后方，但不会用力。

③ 发力次序

动作是一个过程，在这个过程中，不同关节动作的先后顺序非常重要。比如，在标准的深蹲中，膝关节、髋关节和踝关节的动作应该同时发生。但我们也常看到有人在做深蹲时，先伸展膝关节抬起臀部，然后再抬起躯干。这样的动作对于腰椎来说，会增加损伤的风险。同时，股四头肌的过度激活和伸髋肌群参与不足也会导致肌肉的失衡。

正确的发力次序需要全身良好的协调性和对动作的掌握，要意识到发力次序的重要性，然后反复练习。

④ **动作幅度**

训练时，最常见的偷懒方式是动作只做一半。比如计划做深蹲，但蹲到 45° 就站起来。虽然做不到位总比不做好，但还是希望大家尽力去达到最佳的训练状态。动作的幅度是指动作在一定的关节活动范围内进行，范围越大，肌肉的伸展和收缩就越彻底，也更有利于肌肉增长和肌肉适能的提升。

动作幅度也意味着身体的柔韧性在一定程度上能转化为灵活性，有些人被动柔韧性和主动柔韧性差距很大。比如，有人帮助拉伸髋关节后侧时，能够达到较大幅度，但主动直腿上抬的幅度却小得多。很有可能跟平时训练时动作幅度不足有关。

体态训练也是如此，动作幅度大时，对核心稳定的要求更高，要给核心肌群更强的刺激，从而可以更好地改善体态。如果动作难度过高或者已经力竭，那么宁可退阶，选择简单一点的动作，也不能牺牲动作幅度。

第六章

行动：掌握体态改善的八种工具

从这一章起，终于要开始行动了。

人体非常精妙复杂，体态问题也往往不是一招半式就能够解决的。因此，要想达到较好的改善效果，需要采用不同的训练方法和动作。通过多元化的训练，给身体多样的刺激，使其产生良好适应性，从而实现体态的改善。

这一章，我们会深入讲解用于改善体态的八种工具，这里讲的"工具"并非实物，而是一套训练方案。理解、练习并掌握这八种工具，让自己的体态改善工具箱丰富起来。在这些工具中，也融合了第五章提到的几种训练技术，使它们有机地整合在一起。

如果可以的话，希望你在阅读这一章的时候，能够边看边练，让你的眼睛、大脑和身体同时去体验。同时也希望你不要操之过急，深入理解并掌握它们，如果每周能掌握一种新的工具，就是很了不起的进步。

工具一　呼吸与激活

呼吸是体态改善训练的起点。通过呼吸和动态拉伸,激活身体的大部分肌肉,提高软组织的温度和延展性,为接下来的活动和训练做好准备。

动作 1　仰卧呼吸

一般来说，在仰卧位置上实施的呼吸训练是最基础的，而仰卧也是最容易进行自然呼吸的姿势之一。但由于日常生活中已经习惯了错误的呼吸方式，很多人在躺下时，仍然无法保证呼吸的正确、深入和流畅。

如图 6-1-1，仰卧在垫子上，双腿屈曲，脚掌触地。将双手放置于腰椎的两旁，即下背部的两侧，下背部放松，手背应能感受到身体的重量。如果忘记了正确的呼吸是怎样的，可以复习第五章第一节中的三维呼吸法。身体放松下来，如果感到头部略微后仰，可以在头下放一块毛巾，注意要折叠至适当的高度。躺下时，下巴应稍稍内收。

开始进行呼吸训练，吸气时，腹部向三个方向运动，双手手背都应该能感受到一股下压的力量。同时，注意自己的颈部，是否有不自觉的肌肉收缩现象。然后，再体会胸腔下部的动作，其应该向身体左右两侧扩张；胸腔上部几乎没有动作。如果你在吸气时，盆底肌也有受力的感觉，这是对的，说明盆底肌和膈肌有很好的对位；如果盆底肌毫无感觉，那么试着在吸气时，适当收缩腹部，避免腹部的过度扩张。

呼气时，背部、腹部和盆底肌自然放松并回到初始位置。注意，呼气的时间往往要比吸气更长，试一试，能否让自己的吐气更加绵长、深入。呼气时，可以用嘴巴发出"呼——"的声音，这样能够让你更好地观察自己的呼吸，是否均匀且流畅。

利用弹力带（见图 6-1-2）可以更好地判断呼吸时腹部前后左右的运动。将弹力带缠在腹部和下肋骨附近，绕身体两周，注意缠

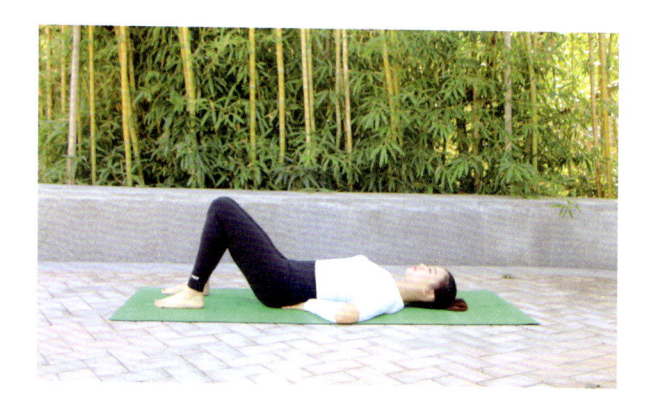

图 6-1-1　仰卧呼吸

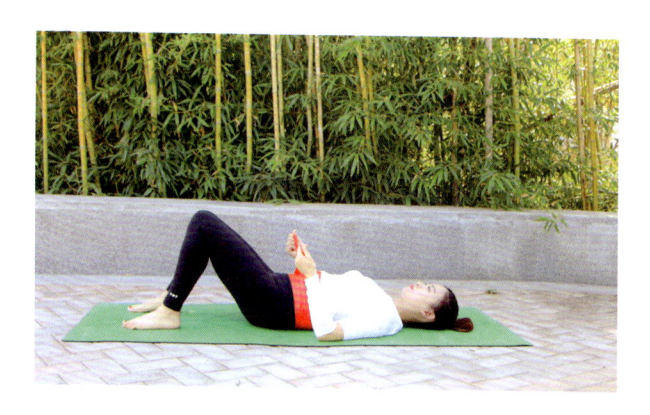

图 6-1-2　用弹力带辅助练习

绕的松紧度要适中，不能对呼吸造成限制。绕完之后，双手持弹力带两端，继续进行呼吸训练。感受吸气和呼气时，弹力带张力的变化，正确呼吸时，腹部、下背部和下肋骨都应能感受到弹力带的张力。

仰卧位的呼吸可根据实际需要，进行 16 次或更多。重要的是，在呼吸中积极观察、感受自己身体的变化。

动作 2　鳄鱼式呼吸

仰卧时，仍然不能避免下背部的过度紧绷。而通过俯卧位的鳄鱼式呼吸，可以帮助更好地放松紧绷的后背，使其也能参与到呼吸之中，具体姿势参见图 6-1-3。

鳄鱼式呼吸是一个非常好的放松动作，特别针对腹部松弛、背部紧绷的人，他们在吸气时，腹部往往容易过度扩张，而背部和下肋骨几乎没有受到激活。

鳄鱼式呼吸可根据需要，进行 16 次或更多。

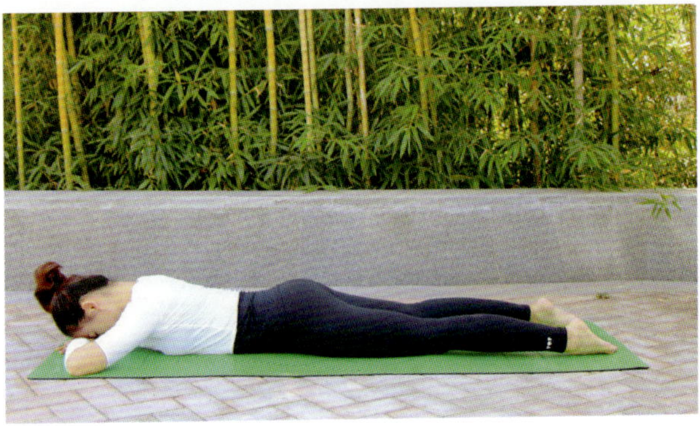

图 6-1-3　鳄鱼式呼吸

动作 3　四点呼吸

在仰卧位和俯卧位上，找到盆底肌参与呼吸的感觉对于一些人来说可能有难度。在四点位进行呼吸练习，膈肌和盆底肌处在更好的对位位置，因此更容易激活盆底肌。

首先，以身体两侧的小腿、膝关节、肘关节和小臂作为支撑点，维持身体平衡。左右两侧肘关节和膝关节之间的距离应与肩同宽，双手和双脚适当靠近。头部与躯干保持在同一平面，下巴微微内收。这个动作的难点在于，开始时是否能够找到脊椎和骨盆的中立位。可以先进行骨盆前倾的动作，再进行骨盆后倾的动作，然后找到中间的位置。如果有朋友或家人在一旁，也可以请他们帮忙观察后背是否挺直，弓背和塌腰都是不对的姿势。

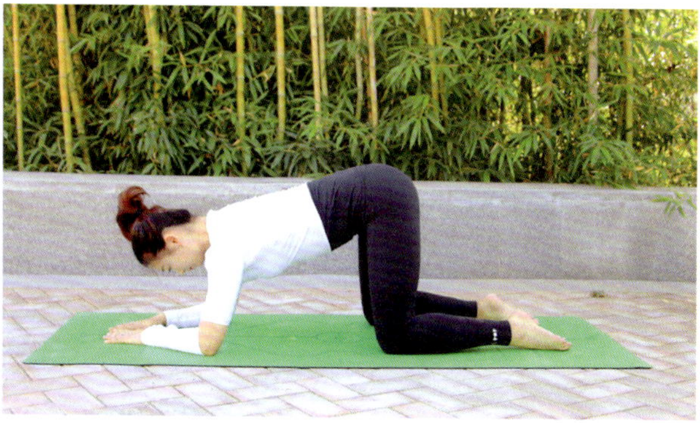

图 6-1-4　四点呼吸

动作 4　脊柱屈伸

脊柱的灵活性也容易被很多人忽视。日常生活中，我们的身体常常处于不动的状态，脊柱的灵活性也因此逐渐退化。

自然站立，双脚与肩同宽，俯身分别用双手握住同侧的脚踝。如果活动度受限，可以适当屈膝。下巴微微内收，头部自然下垂。呼气时，缓慢向上伸展脊柱并屈曲髋关节、膝关节、踝关节。吸气时，则与之相反。

在脊柱屈伸的动作中，呼吸与脊柱运动相配合，大腿后侧会感受到明显的拉伸感。动作中，要注意脊柱运动的连续性。脊柱的屈曲和伸展发生在每两节椎骨之间，动作应流畅、连续、缓慢。

可根据实际情况，进行 16 次呼吸或更多。

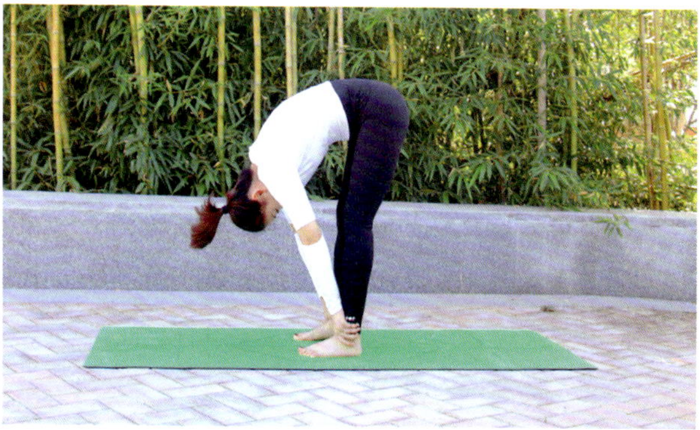

图 6-1-5　吸气时俯身

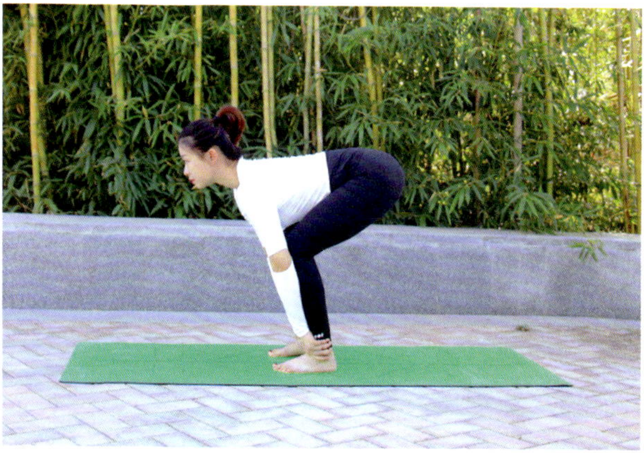

图 6-1-6　呼气时挺起

动作 5　跪姿四向推

这是一个上肢的动态拉伸动作，用以拉伸浅层的肌肉，激活深层的椎旁肌。从四点支撑的位置开始，将两侧手臂交替伸向其对侧的不同方向，而对侧手臂和头部相应做出反应。呼气时，将手臂伸出，吸气则收回。

呼吸和拉伸动作均应缓慢、流畅。躯干的旋转主要发生在胸椎，手臂向上或向下伸时要伴随躯干的侧屈。动作幅度需在关节活动范围之内，不宜过大。

根据实际情况，进行16次呼吸或更多。

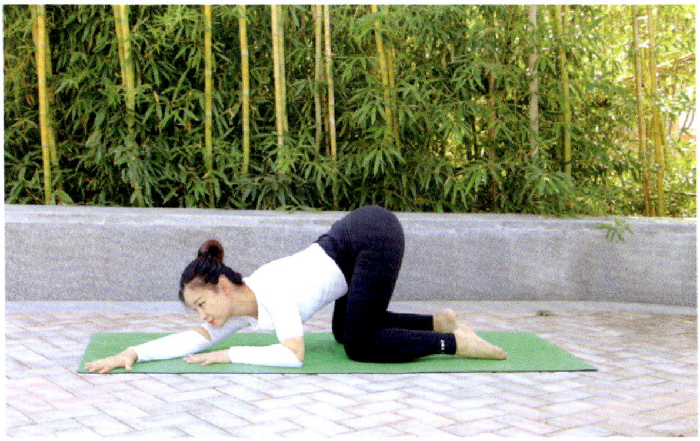

图 6-1-7 右臂向对侧上伸，左小臂撑地

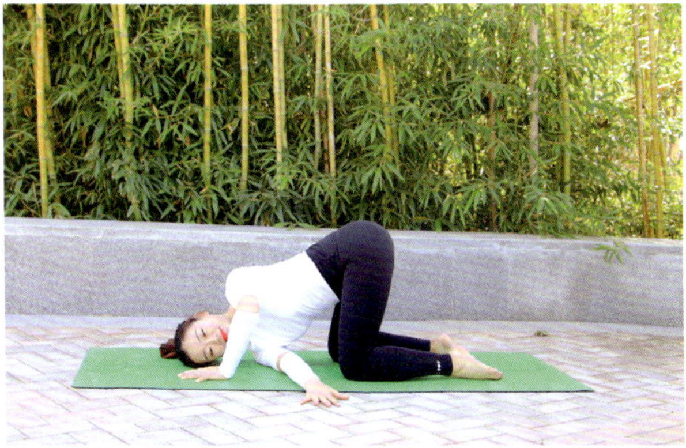

图 6-1-8 再伸至对侧下方，左手掌撑地，头部右侧靠在地面

动作 6 对侧跪坐变换

这是一个复合动作，身体从非对称坐姿变换到跪姿，再变换到对侧的非对称坐姿。这个动作能够激活核心，同时增强踝关节、髋关节的灵活性。

过程中，不应采取爆发式的动作方式，而要保持缓慢、流畅。脊柱和骨盆始终要保持中立位，这对于刚开始训练的人来说会有较大挑战。那么，可以尝试将动作分解开来，每次只进行小幅度动作，然后逐渐组合成完整动作。比如，最开始先训练如何在保持中立位的状态下，让臀部离开地面，同时以膝关节、小腿、足背和另一侧脚掌作为支撑。

注意，仍然要关注呼吸。通过练习，让自己在自然呼吸时仍能很好地完成动作。

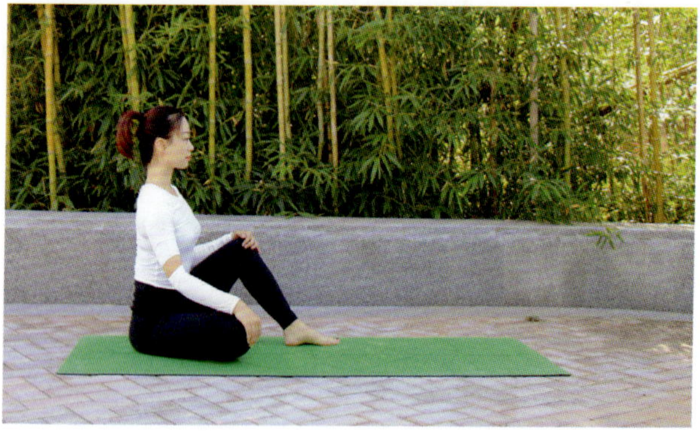

图 6-1-9 盘坐，屈起左膝

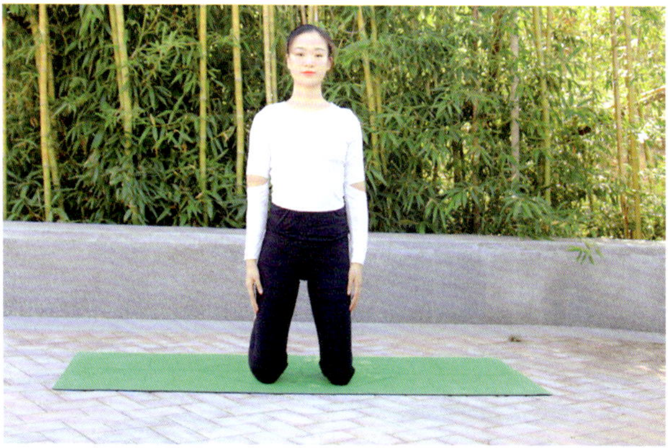

图 6-1-10　起身，跪立

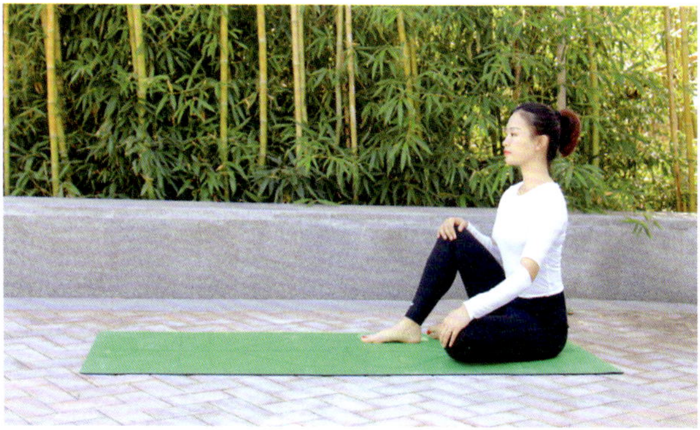

图 6-1-11　换到对侧盘坐，屈起右膝

动作 7　闭眼直线平衡

体态异常和平衡能力受损常常联系在一起，通过闭上眼睛，能够更好地刺激和训练本体感知能力，特别是前庭系统的敏感度。

双脚一前一后站立，先在睁眼的状态下调整好身体，手臂可以自然放下，也可以置于胸前。如果平衡能力较差，那么为了防止跌倒，可以用手轻轻扶住一个固定的支撑物。然后闭上眼睛，初学者可能会非常不适应刚闭眼时的身体感觉，因为大多数人都过于依赖视觉来维持平衡。不要害怕，很快你就会适应。

本体感觉的良好激活能够使之后的练习更加顺利，也会更加有效。

同样，呼吸仍然需要维持在正确、自然的状态。

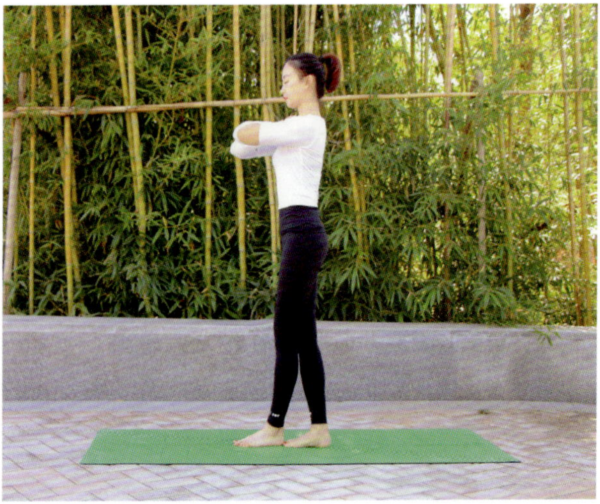

图 6-1-12　闭眼保持直立平衡

工具二　髋关节的灵活性

髋关节是非常需要灵活性的关节之一，很多核心区域和下肢的体态异常中，髋关节的灵活性受限都是重要原因。髋关节灵活性良好是进行稳定性训练的基础。在进行髋关节灵活性的训练时，我们不能丢掉呼吸，即便在感到疼痛时，仍然要保持正确呼吸。如果痛到无法保持呼吸，则说明放松或拉伸的强度过高，需要降低强度。

动作 1　放松

① 腘绳肌

腘绳肌位于大腿后侧，属于多关节肌，和膝关节、髋关节的运动都有关系。腘绳肌的正确功能是维持姿势稳定，但由于我们日常生活中的错误使用，导致腘绳肌常常处于紧张、过度激活的状态。做体前屈的动作时，感受到大腿后侧有拉伸感，这就是腘绳肌在限制髋关节运动的表现。

双手撑地，将泡沫轴置于大腿后侧正下方；双腿伸直，脚尖朝前。注意同时保持上下半身平衡。

腘绳肌往往较厚，如果按照图 6-2-1 中使用泡沫轴的疼痛感不强，可以坐在木凳上，然后在大腿后侧放置花生球。因为腘绳肌比较长，可能存在多个扳机点，完成一个扳机点的放松之后，可以再滚动找到下一个。同时，在放松的时候可以增加一些腿部的旋转动作，从而更好地放松腘绳肌的多块肌肉。

放松可以进行 1~2 次，每个扳机点保持 30 秒左右。

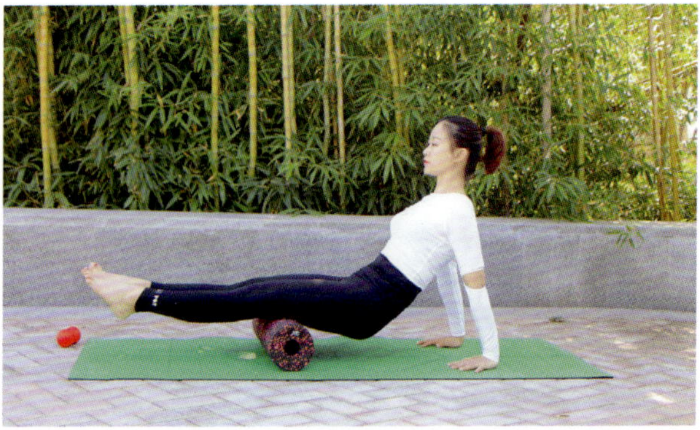

图 6-2-1　腘绳肌放松动作示意

② **臀大肌**

臀大肌是人体最大的肌肉，分为浅层和深层。比较常见的情况是浅层臀大肌过度激活，而深层则激活不足。所以，需要通过自我筋膜放松来放松浅层臀大肌。

将泡沫轴置于臀部正下方，同时抬腿将左脚放到对侧膝盖上；左手撑地保持平衡，右手放在左脚上。身体略微向左倾斜，动作过程中要注意保持身体的稳定。

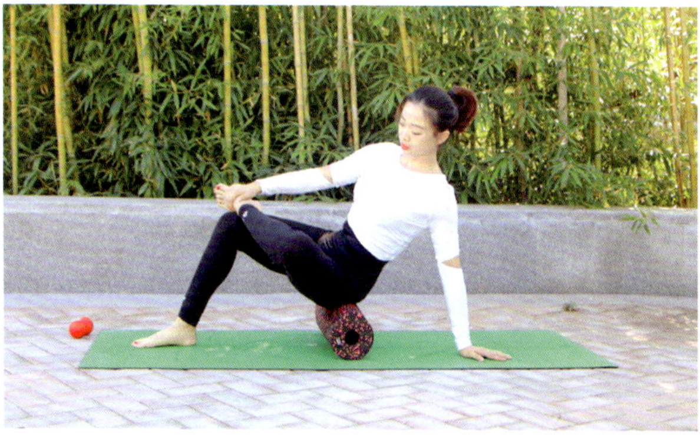

图 6-2-2 臀大肌放松动作示意

③ 股四头肌

股四头肌位于大腿前侧,和腘绳肌一样,股四头肌也是多关节肌,是唯一的膝关节伸肌,股四头肌中的股直肌还会参与髋关节屈曲。股四头肌紧张是非常常见的,包括股内侧肌、股外侧肌和股直肌等,都容易过度激活。在骨盆前倾、膝超伸、股骨内旋等体态异常问题中,股四头肌的过度激活也是重要原因。同时,股四头肌的过度激活还会抑制臀大肌的激活,限制髋关节伸展。

俯身,左腿伸直,同时将大腿置于泡沫轴上,右膝盖跪地支撑;左右小臂置于垫上辅助平衡。注意左脚背需绷直,脚尖触地。

在对股四头肌进行放松时,要使股四头肌的内侧和外侧都得到放松,即在放松时要增加一些腿部和躯干的旋转。另外,股四头肌很长,可能有多个扳机点,在完成一个扳机点放松之后,需要继续寻找下一个。

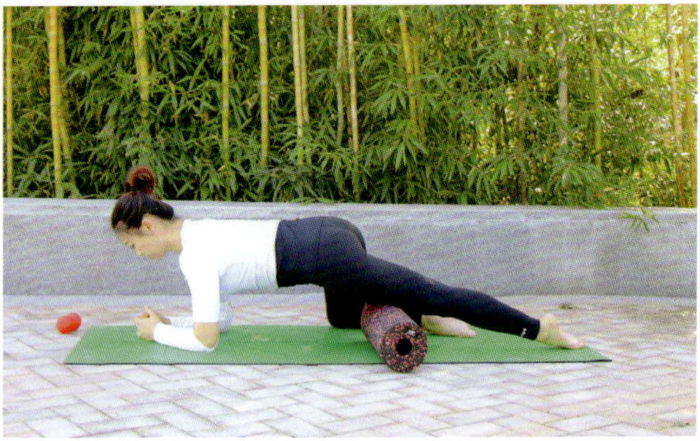

图 6-2-3 股四头肌放松动作示意

④ 阔筋膜张肌

阔筋膜张肌是位于髋关节侧面的肌肉，主要功能是执行髋关节外展，同时也参与髋关节屈曲。由于大多数人的臀中肌都相对薄弱，因而阔筋膜张肌容易代偿性地过度激活，以维持骨盆稳定。

侧卧，将花生球置于右髋部下方，右手肘撑地，身体微微向下。

如果你是第一次放松阔筋膜张肌，那疼痛感可能会很强烈。可以通过抬高肘部支撑的高度——比如在支撑手肘下面垫上一块瑜伽砖，从而逐步地放松阔筋膜张肌。

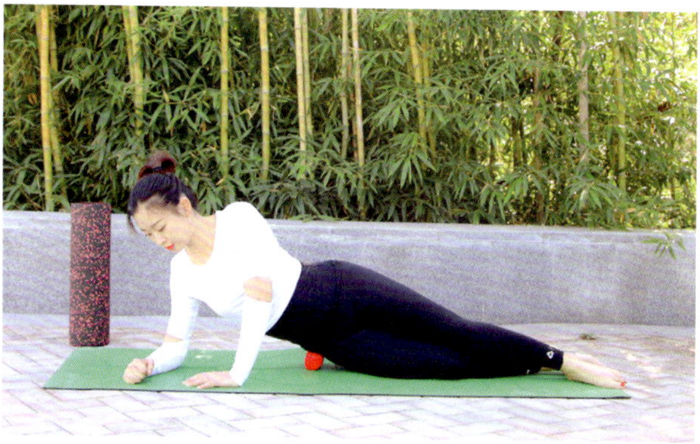

图 6-2-4　阔筋膜张肌放松动作示意

⑤ 髂腰肌

髂腰肌是主要的髋部屈肌，由于现代人常常有久坐的生活习惯，使得髋关节长时间处于屈曲状态。髂腰肌紧张性缩短会使得骨盆出现前倾，同时也会限制髋关节伸展的幅度。

俯卧，双肘撑起上半身，将花生球置于一侧腹股沟正下方；同时抬起同侧小腿，使其与地面成 90°。

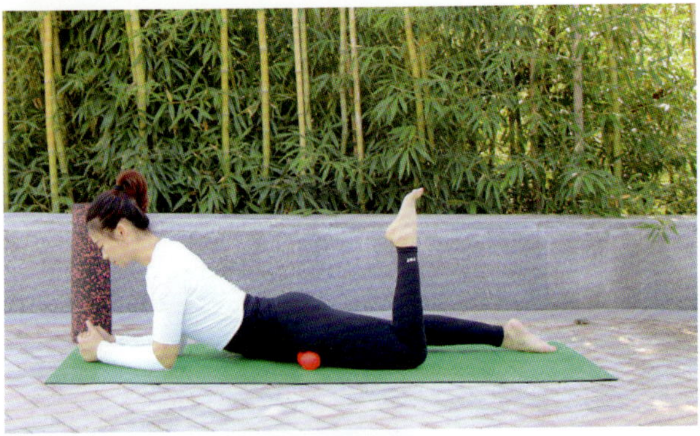

图 6-2-5　髂腰肌放松动作示意

动作 2 拉伸

关于拉伸的方法和要点,可以先复习一遍第五章第三节的内容。接下来,正式步入具体动作练习。

① 股四头肌

股四头肌是多关节肌,需要同时进行伸髋和屈膝的动作,才能进行充分拉伸。这个动作对于身体的稳定性会有一定的调整及改善,如果练习时无法维持良好的稳定,可以侧躺进行拉伸。

先屈左膝,弓步下蹲,小腿与地面成 90°,右手掌撑地保持平衡;右腿后伸至最大程度。然后向左转动上半身,以左手握右脚,使右膝撑地,右小腿与地面垂直。如图 6-2-6,此时双腿成"N"形。

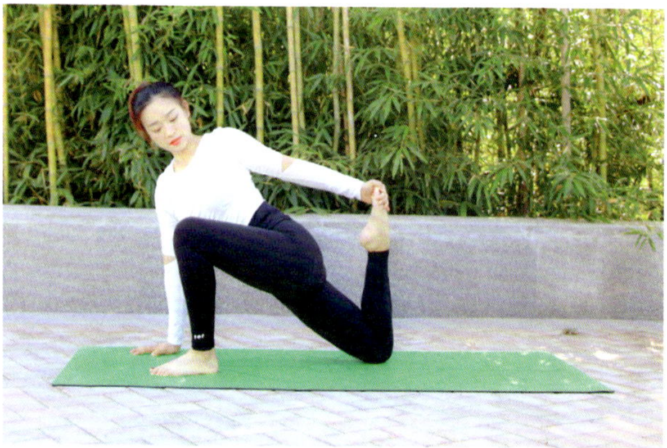

图 6-2-6 拉伸股四头肌动作示意

② 髂腰肌

髂腰肌是髋部屈肌，因此，可以通过伸展髋关节进行拉伸。

屈左膝进行弓步下蹲，注意右小腿和脚背贴紧地面，双手可以放在左膝上以保持平衡。

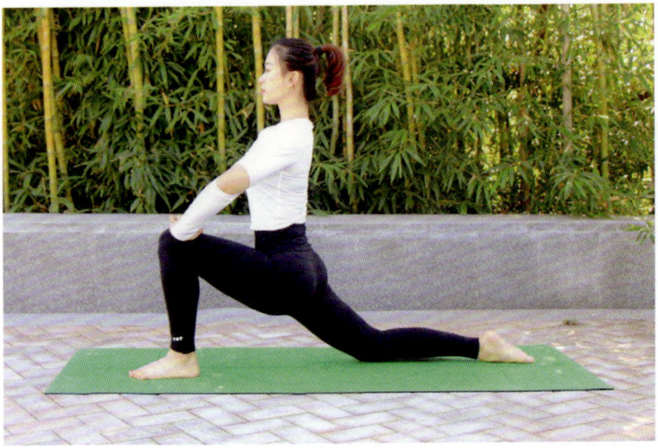

图 6-2-7 拉伸髂腰肌动作示意

③ **股内收肌**

有两种姿势可以用来拉伸髋关节的内收肌群，直腿的姿势（见图6-2-8）适合柔韧性相对较好的人。而假如在直腿拉伸时，即便双腿打开的角度较小，躯干仍无法维持中立位，那就需要采用双脚并拢、双膝屈曲的姿势（见图6-2-9）。

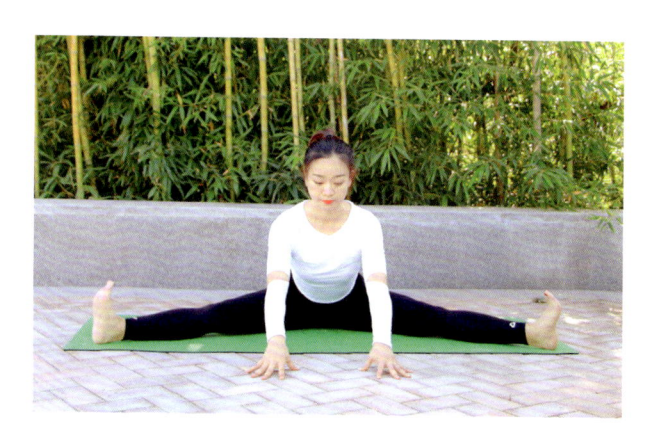

图6-2-8 直腿拉伸，躯干保持中立位

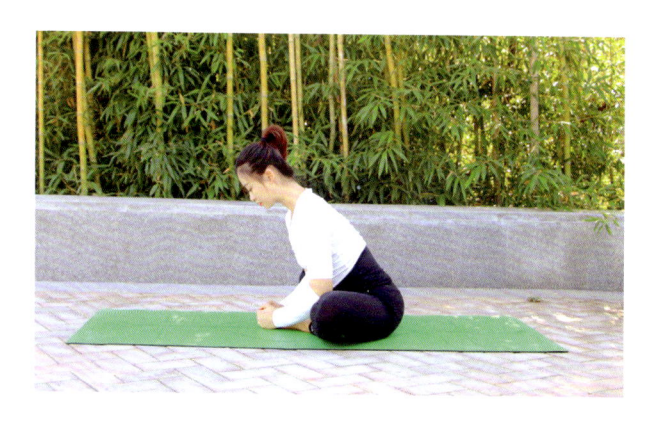

图6-2-9 屈膝拉伸，双脚贴近会阴

④ 后侧链

身体后侧不同肌肉和筋膜间存在密切的联系,通过坐姿体前屈(见图6-2-10)进行后侧链的整体拉伸,有助于同时激活这些肌群,包括足底、小腿后侧、大腿后侧、臀大肌和竖脊肌。

正坐在垫上,俯身下压,头部向双脚靠拢。假如坐姿体前屈完成得不费力气,也可以将脚尖勾起来;而如果后侧链柔韧性太差,导致这个动作做起来非常费劲,可以将膝关节适当屈曲。

由于这个动作涉及腰椎的屈曲,因此不宜太用力,以免对腰椎产生过大的压力,而造成损伤。

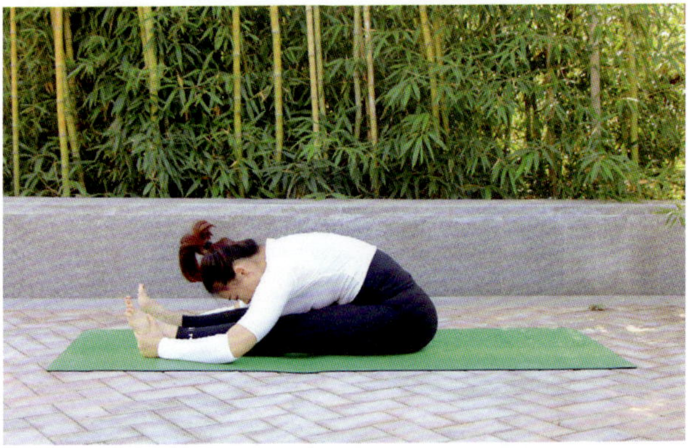

图 6-2-10 坐姿体前屈拉伸后侧链

⑤ **臀肌**

瑜伽体式中的半鸽子式可以很好地拉伸臀肌，包括臀大肌、臀中肌和臀小肌等髋关节后侧肌群。同时，根据实际情况，适当旋转躯干，增加髋关节的旋转角度。需要注意的是，整个动作中，脊椎和骨盆应始终处于中立位，不应出现骨盆的前倾和后倾。

坐立，在身体前侧屈曲左腿，右腿弯曲向后；然后放松左髋部，同时注意左臀在地面坐实；右腿向后滑并伸直，大腿内旋，右髋部向下向前压。

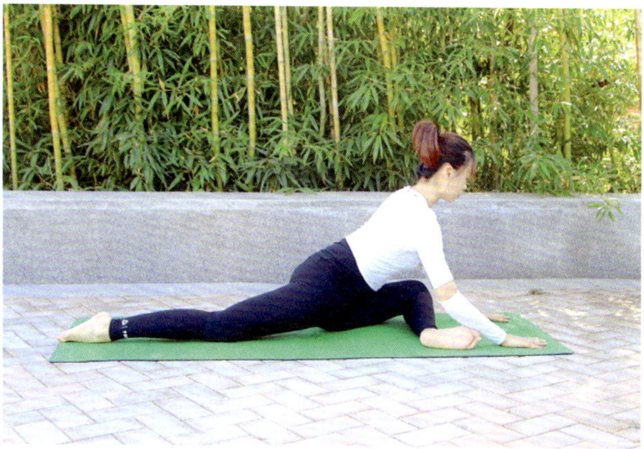

图 6-2-11　半鸽子式

工具三　肩胸的灵活性

我们都知道肩关节是身体最灵活的关节之一，实际上，肩关节的活动并非孤立，而是和整个胸廓的运动联系在一起。比如我们平时走路，摆臂的过程并非只有手臂在动，身体两侧的胸廓也在做相对的旋转运动。因此，肩胸复合体的灵活性要整体考虑。

动作 1　放松

① 背阔肌

背阔肌是一块非常大的肌肉，位于身体后侧，属于多关节肌。背阔肌过于紧张，会导致圆肩、肩胛翼状、肱骨内旋等体态问题。

放松背阔肌时，将泡沫轴放在垫子上，双手抱头，然后将身体侧后方置于泡沫轴上来回滚动，寻找扳机点。同时，需要增加躯干的旋转，以便更大范围地放松背阔肌（见图 6-3-1）。

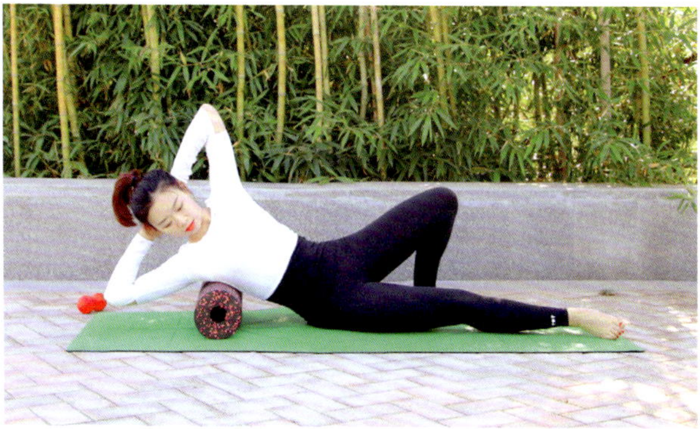

图 6-3-1　背阔肌放松动作示意

② 三角肌前束

三角肌是肩膀上一块扇形的肌肉，分为前束、中束和后束，其中前束最容易出现紧张问题，因为日常生活中我们经常坐着使用电脑或手机，会使得三角肌前束长时间处在收紧的状态。

双手背在身后，侧身将三角肌前束置于泡沫轴上（也可以使用花生球）。如果是初次放松这个部位，可能会感到明显的疼痛。放松时，可以通过躯干的旋转，使得放松更加充分。

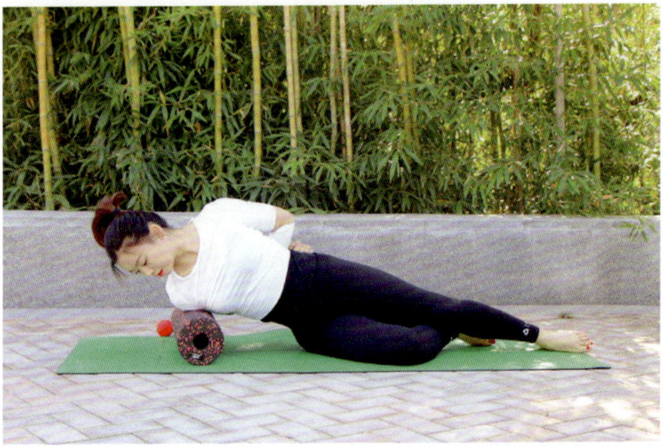

图 6-3-2　三角肌前束放松动作示意

③ 胸肌

胸肌包括胸大肌和胸小肌，胸大肌位于胸部的浅层，胸小肌位于深层。相对而言，胸小肌更容易出现紧张的问题，使用花生球对胸肌进行放松，能够更加深入地放松胸小肌。在用花生球之前，可以先在这个位置使用泡沫轴，将浅层的胸大肌放松之后，再进行深层肌肉的放松。

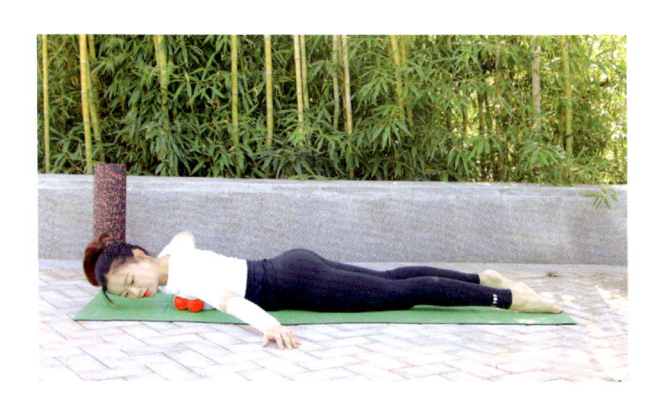

图 6-3-3　胸肌放松动作示意

④ 胸椎

胸椎可以在三个方向进行运动,我们在放松时,主要针对的部位是上背部,同时辅以胸廓前侧(包括胸肌和肋间肌)的伸展。

先使用泡沫轴将上背部的浅层肌肉放松下来,然后将花生球横置于胸椎两侧,放松深层的椎旁肌和回旋肌。使用花生球时,躯干可以进行适当的动作,包括左右倾斜、画"8"字形等,这样能够为这些肌肉带来有效的放松作用。

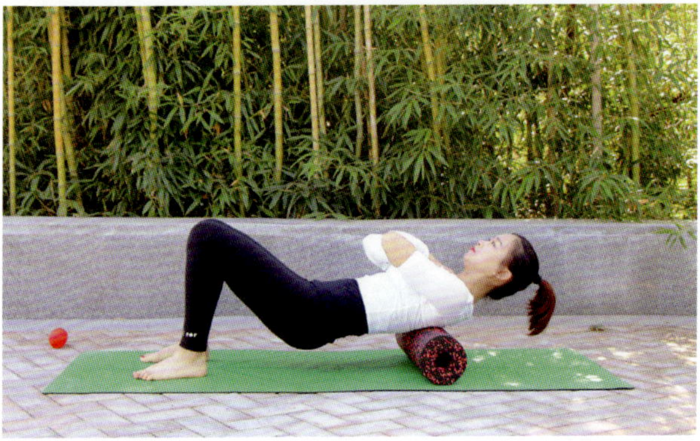

图 6-3-4　泡沫轴置于上背部下方,滚动放松,臀部抬离地面,注意保持平衡

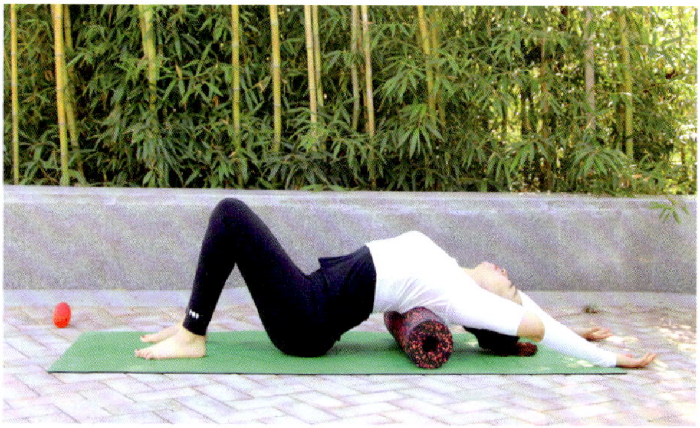

图 6-3-5　双手打开，伸展胸廓前侧，臀部坐回地面

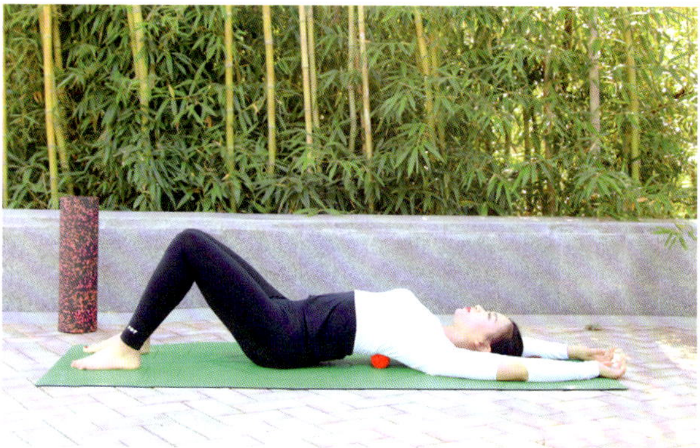

图 6-3-6　将花生球横置于胸椎两侧进行放松

动作2 拉伸

① 三角肌后束

从四点支撑位开始,慢慢俯身,用一侧手掌支撑,另一侧手水平伸向对侧,感受肩部后方有明显的拉伸感。头部应落在地面上,避免出现耸肩。在这个拉伸动作中,三角肌后束、小圆肌、冈下肌都能得到充分伸展。

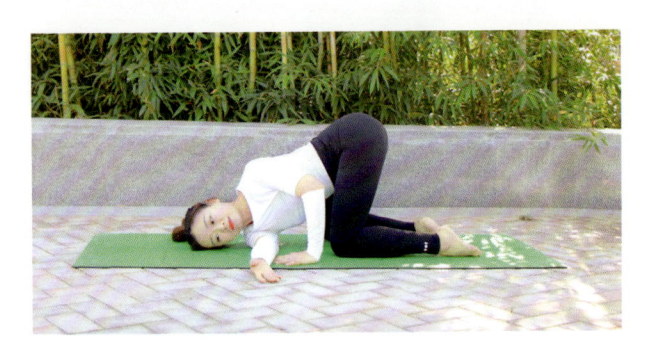

图 6-3-7　三角肌后束拉伸动作示意

② 三角肌前束、胸小肌

从直腿坐姿开始，双手置于身体后方，指尖朝前，脊柱适当伸展，拉伸三角肌前束、胸小肌等胸廓前侧肌群。

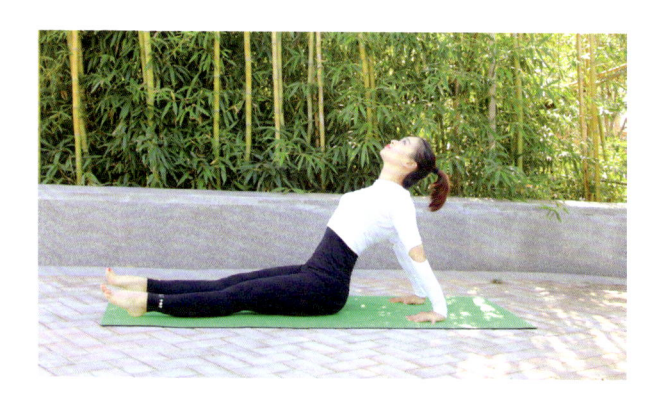

图 6-3-8　三角肌前束及胸小肌拉伸动作示意

③ 胸椎

胸椎在水平面的灵活旋转对于我们的日常生活和运动极为重要，可以在多种姿势下采用多个动作进行拉伸。下面为大家介绍三种动作。

动作一：从四点支撑位开始，慢慢俯身向左转体，右臂在下，肩关节撑地；左臂向上打开，同时以头部撑地（见图6-3-9）。

动作二：坐立，左腿在身前屈曲，右腿弯曲向后；转体，上半身向左向下，双手分开撑地，头部与上半身在同一方向（见图6-3-10）。

动作三：仰卧在垫上，右腿屈膝向左转体，带动髋部向左倾斜；双手打开，自然伸展（见图6-3-11）。

你可以先尝试不同的动作，逐渐找到最适合自己的拉伸动作。

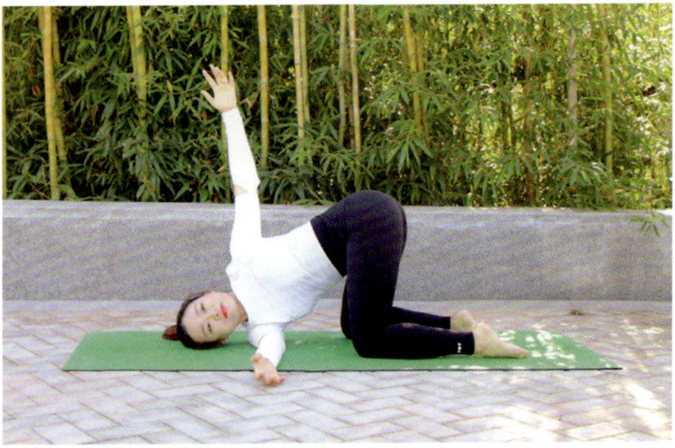

图6-3-9　胸椎拉伸动作示意一

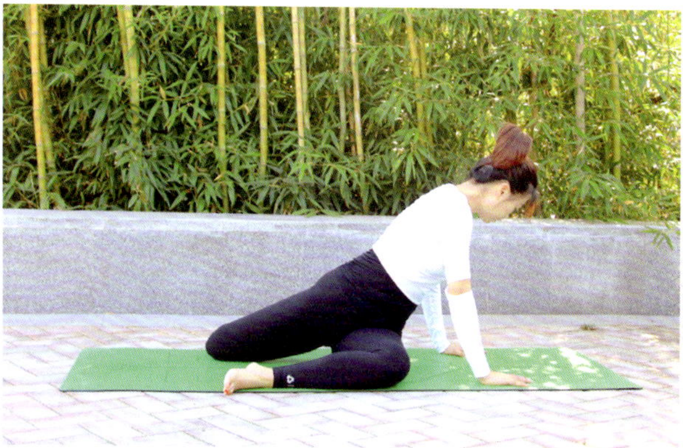

图 6-3-10　胸椎拉伸动作示意二

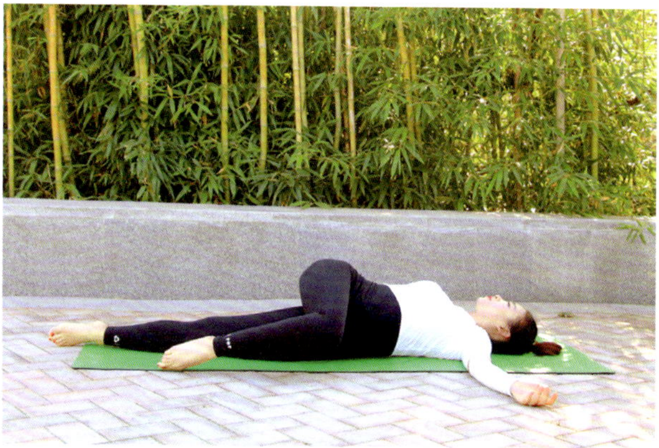

图 6-3-11　胸椎拉伸动作示意三

工具四　核心稳定性

良好的核心稳定性是好体态的基础。针对核心的练习最重要的是，理解核心稳定的不同层次。回想一下，从我们刚出生到学会走路是一个怎样的过程，这个规律在训练核心时同样适用。我们要在较为基础的身体姿势上逐步增强核心稳定性，然后慢慢地进阶到更难的姿势。

核心稳定性的训练中，要时刻牢记呼吸的配合。

动作 1　骨盆时钟

这个动作源于费登奎斯技法（Feldenkrais Method），是一种身心动作教育法。骨盆连接了髋关节和腰椎，是脊椎活动的基石，骨盆活动受限是体态问题的常见原因。

骨盆时钟的练习动作幅度不大，但可以提升对骨盆运动的精细感知和控制，改善髋关节的灵活性和核心稳定性。这个动作可以在多种姿势下进行，但如果是初学者，建议从仰卧的位置开始。

仰卧在垫子上，双腿屈曲，双手放松并置于身体两侧，微微收紧下巴。想象自己的腹股沟处放了一个圆形的时钟，时钟的 0 点指向头部，6 点指向两腿中间的方向，3 点和 9 点分别指向身体的左侧和右侧。动作过程中，依次将这个时钟向 0 点、3 点、6 点和 9 点翻转。动作需缓慢、流畅，同时要保持自然呼吸。

如图 6-4-1 所示，此时骨盆处在 3 点的位置。

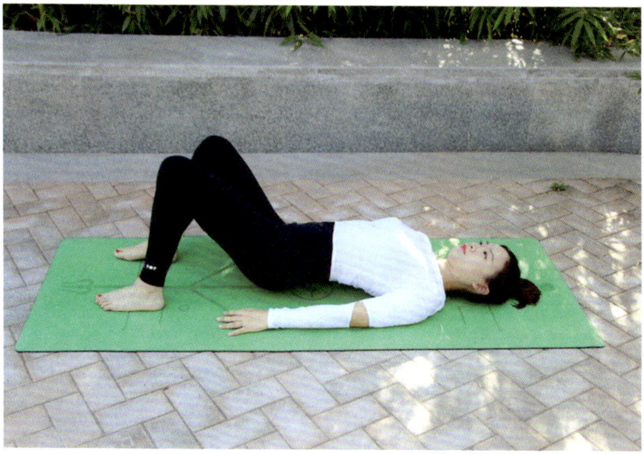

图 6-4-1　骨盆时钟

动作 2　卷腹控制

卷腹是一个常见的腹部训练动作，一般作为腹直肌训练的入门动作。卷腹控制和卷腹不太一样，差别在于，卷腹控制时要通过呼吸配合，更好地募集深层核心肌群的参与，从而改善核心稳定。

仍然仰卧于垫上，双腿屈曲，双手可置于头后或耳旁，但切勿用力抱头，保持下巴收紧。呼气时，从颈椎的第一节开始，逐一抬起每一节椎骨，要清晰地感受到脊椎的连续运动，直至肩胛骨即将离开地面，保持不动。

还记得我们前面讲过的三维呼吸吗？当腹部卷曲时，可以进行三维呼吸的练习，特别是下肋骨向身体两侧的扩张和收缩。如果可以，将手从头后拿开，放在下肋骨，以确定下肋参与活动。

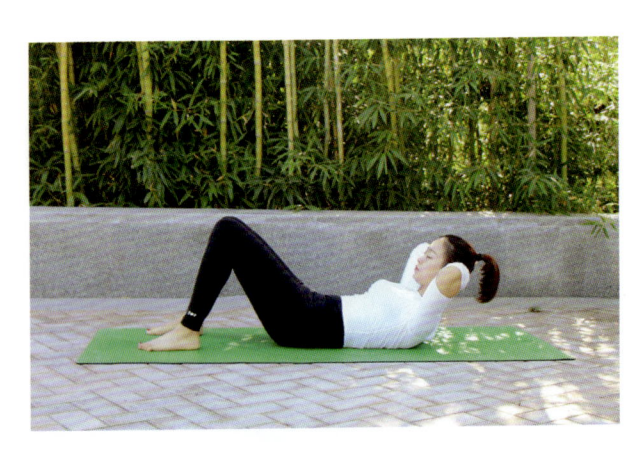

图 6-4-2　卷腹控制

接下来你有两种选择，都可以尝试。一是进行一次呼吸之后，将身体落下，然后从起始位置开始进行第二次卷腹控制的动作，注意下降的过程同样应该是缓慢的；二是保持腹部卷曲姿势，进行多次呼吸，直至力竭。可以体验一下两种方式的差异。

如果想更好地调动核心力量，可以如图 6-4-3，将双腿抬至 90/90[1] 的位置进行练习。

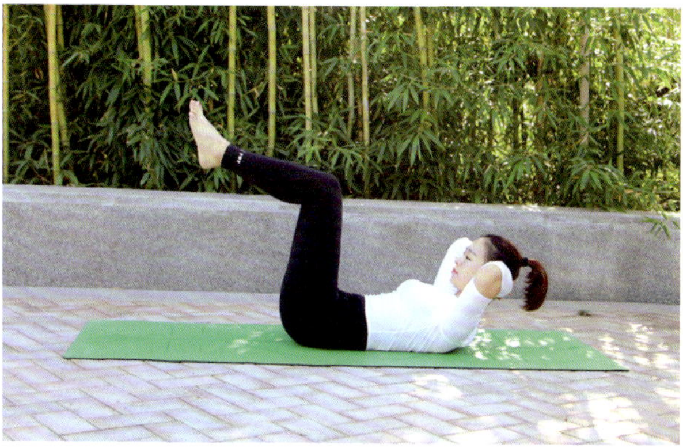

图 6-4-3 抬起小腿，增加练习难度，进一步加强核心

---

1 即大腿与地面成 90°，小腿与大腿成 90°。——编者注

动作 3　仰卧腿部动作

如果说卷腹控制利用核心的稳定为胸椎运动建立基础，那么，仰卧腿部动作就是在核心稳定的基础上进行下肢的练习动作，反过来帮助提升核心稳定及与下肢的协同能力。

仰卧在垫子上，双手在身体两侧打开，从而更好地稳定身体。双腿抬起，脚尖朝向天空。尽量伸直双腿，如果柔韧性不足，可以适当屈曲膝关节。

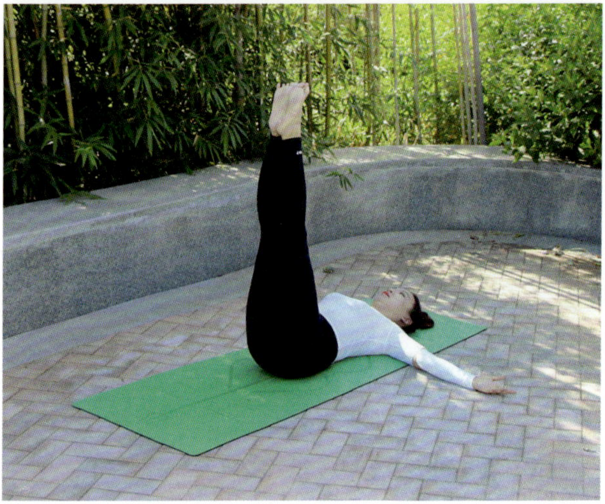

图 6-4-4　抬起腿部

保持一侧腿竖直，另一侧腿沿顺时针或逆时针方向画圈，动作缓慢、流畅。过程中呼吸自然，核心始终是收紧的，骨盆保持稳定，腰椎紧贴地面（见图 6-4-5）。

如果单腿画圈对你来说难度不大，可以通过两条腿同时画圈，增加动作挑战（见图 6-4-6）。

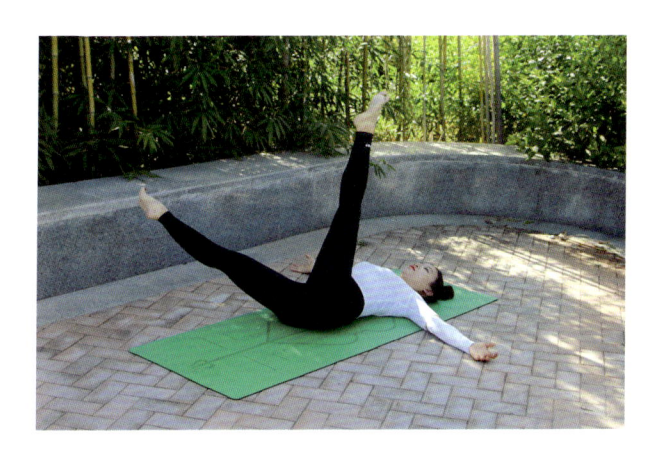

图 6-4-5　一侧腿不动，另一侧腿做绕圈运动

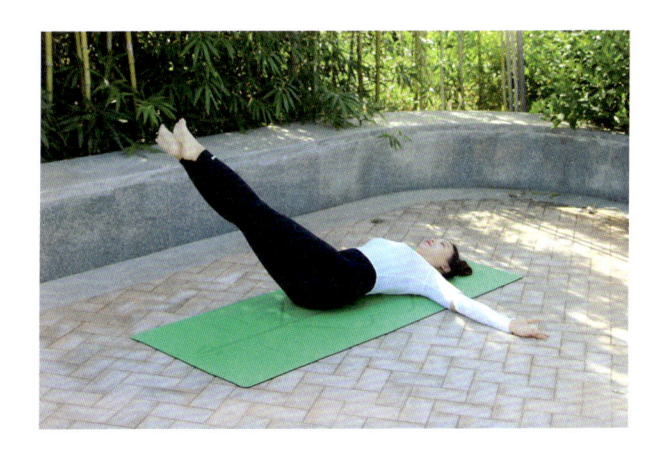

图 6-4-6　双腿同时做绕圈运动

动作 4　臀桥

臀桥是常用的臀部训练动作，但这个动作也常常存在一些行动误区，需要加以注意。

仰卧于垫子上，双膝屈曲，双脚踩住地面，双手放在身体两侧以维持稳定。呼气时，双脚用力蹬地面，快速收紧臀部，伸展髋关节，直至躯干与大腿平行，维持 1～2 秒。然后吸气，放松双脚和臀部，慢慢屈曲髋关节，将臀部落至地面。臀桥练习可视个人情况进行 12～16 次。

如果臀桥时大腿后侧有抽筋的感觉，那么在训练之前，先放松腘绳肌。

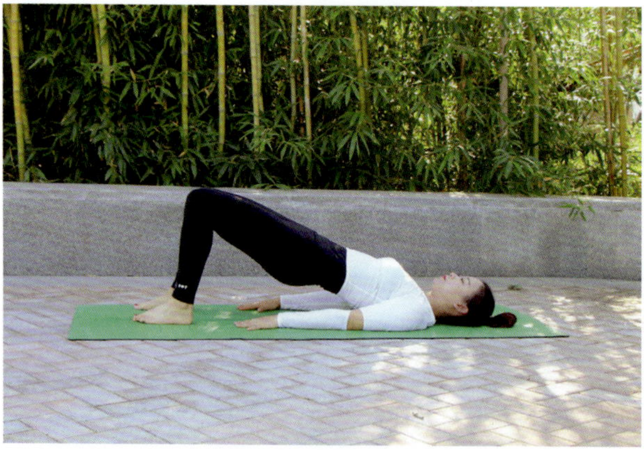

图 6-4-7　臀桥动作示意

将双脚改成单脚，会极大增加动作中对臀肌的挑战。

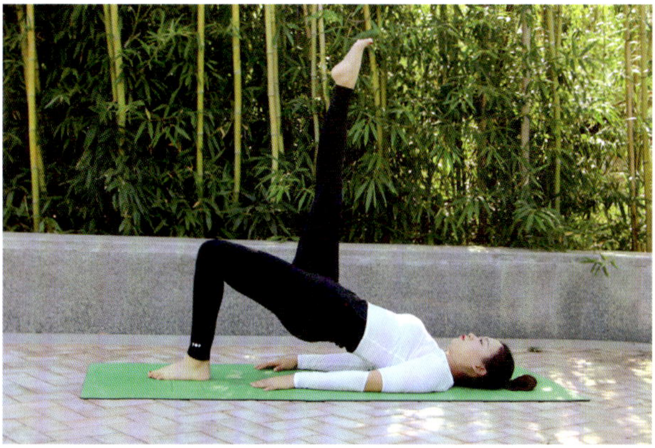

图 6-4-8 单脚臀桥，增加难度

动作 5　支撑

平板支撑是大家都很熟悉的动作，这个动作同时训练了核心稳定性、核心与上肢的协同、核心与下肢的协同，练习效果相当于将卷腹控制和仰卧腿部动作相结合，同时还增加对肩胛稳定性的挑战，因此并不是大家认为的入门级动作。

呼吸在平板支撑中很重要，通过呼吸能够募集深层核心肌群，也调动了身体背部肌肉在平板支撑中的参与。如果在这个动作中，骨盆无法保持中立位，可以先放松髋部屈肌和竖脊肌。

平板支撑并非越长时间越好，很多人为了挑战更长的时间，哪怕已经失去中立位了，还在苦撑，这么做并不能得到很好的训练效果。在正确的平板支撑动作中，如果能保持 1 分钟，那么就可以考虑增加动作难度。

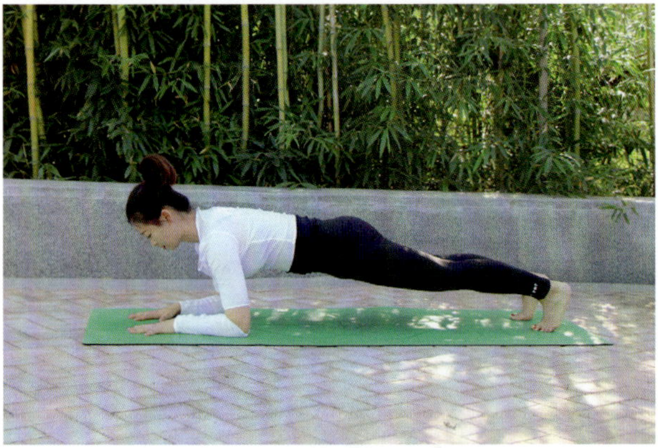

图 6-4-9　平板支撑动作示意

平板支撑可以用手掌或肘部支撑。手掌支撑时,增加腿部动作,可以提升动作难度(见图6-4-10)。

除了平板支撑,还有很多支撑类的动作,包括四点支撑的一些核心训练动作,如对侧支撑。它可以很好地训练躯干的旋转稳定性(见图6-4-11)。

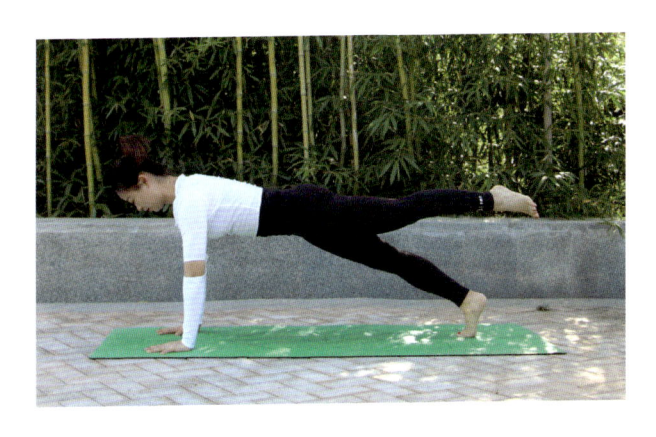

图6-4-10 手臂伸直撑地,抬起一条腿,使其与地面平行

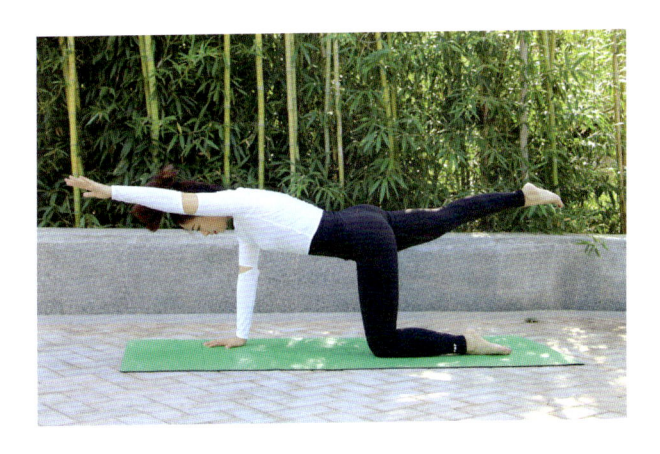

图6-4-11 对侧支撑

工具五　颈椎的功能平衡

颈椎是身体的重要部位，在亚历山大技巧（The Alexander Technique）中，这个部位被称为"主要控制区"，创始者亚历山大有一句名言：头部进行动作，身体去跟随。颈椎的良好姿势控制需要灵活性和稳定性的平衡。

动作 1　放松

① 斜方肌上束

斜方肌是一块较大的肌肉,分为上束、中束和下束。在常见的体态问题中,斜方肌的上束常常容易紧张,而中下束则容易薄弱。斜方肌上束紧张会导致颈部过度伸展,因此要对其进行放松。

仰卧在垫子上,将花生球或筋膜球置于斜方肌上束(即肩膀和颈部连接处的后侧)下方,慢慢侧倾身体,增加目标区域的压力。如果不侧倾身体就已经感到明显疼痛,那么在仰卧的位置放松即可。

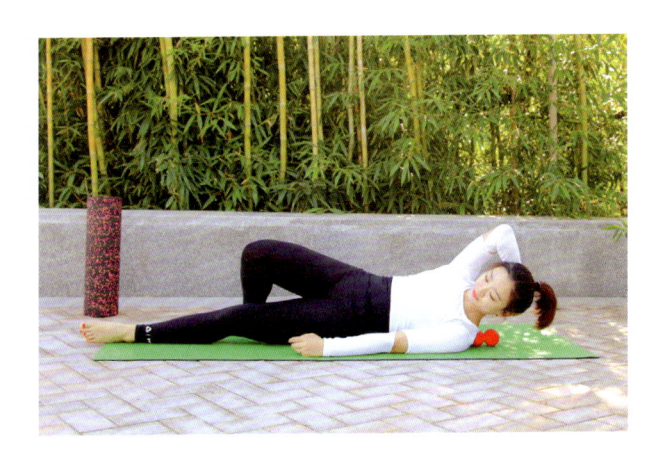

图 6-5-1　斜方肌上束放松动作示意

② 胸锁乳突肌、斜角肌

胸锁乳突肌起于胸骨和锁骨，止于头部后方的颞骨乳突，是两条扁长的肌肉。进行体前屈时，颈部突起的肌肉就是胸锁乳突肌。胸锁乳突肌原本的作用是维持颈部的姿势和平衡，但现代生活中，由于长时间使用电脑和手机，这块肌肉往往变得过度紧张。

这块肌肉位于颈部，周围遍布血管和神经，因此不能使用花生球进行放松。我们建议用手指进行按摩放松，找到胸锁乳突肌的位置，可以选择从上到下依次按摩，找到一个扳机点，按压20～30秒，然后继续寻找下一个。

斜角肌和胸锁乳突肌的位置很接近，它在颈椎的两侧，分为前束、中束和后束。可以用手指尝试找到这些小而长的肌肉，并进行按压放松。

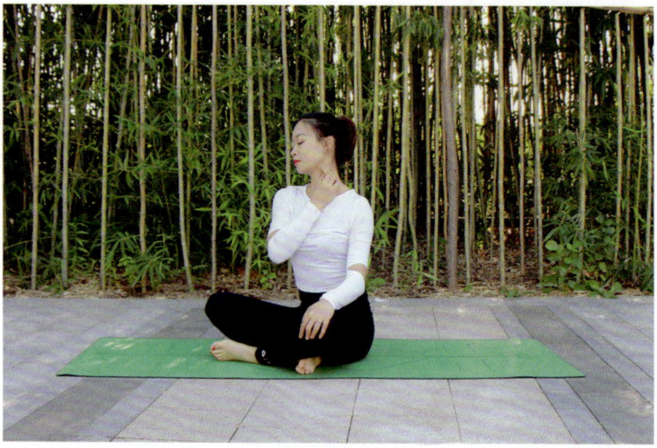

图 6-5-2　用手指按压胸锁乳突肌和斜角肌

③ 下颌

下颌部位的肌肉跟我们的咬合相关,先体验一下,在不吃东西、不说话的时候,上下两排牙齿是否也常处在咬合的状态。咀嚼肌是使用很频繁,但往往不会对其主动实施放松的肌肉。

可以用花生球或筋膜球按压下颌咀嚼肌处,按压时增加嘴巴张开和闭拢的动作可以更好地放松这块区域(见图 6-5-3)。

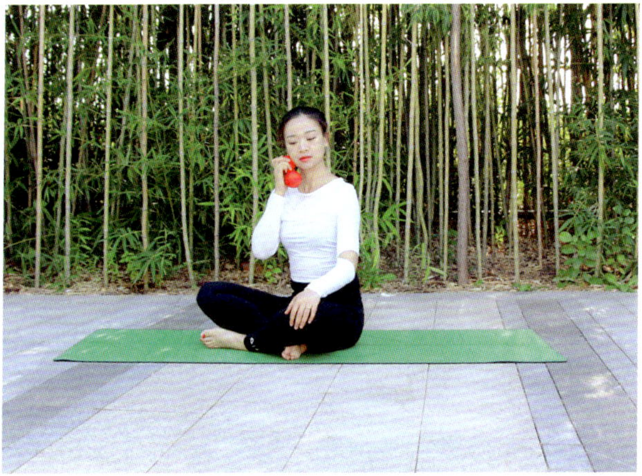

图 6-5-3　下颌放松动作示意

动作 2　拉伸

① 颈部侧面

颈部侧面主要拉伸的是斜角肌。

盘腿坐在垫子上，一只手放在头顶，微微用力将头部拉向一侧，另一只手向反方向伸展，颈部侧面有明显的拉伸感。

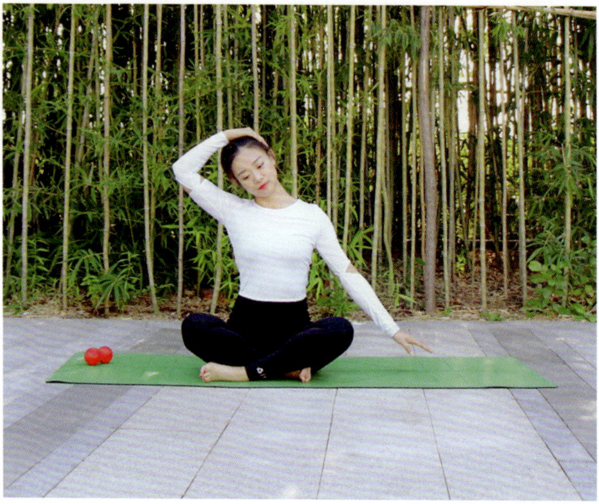

图 6-5-4　颈部侧面拉伸动作示意

② 颈部后侧

在侧面拉伸的基础上增加头部的旋转，可以拉伸颈部后侧的斜方肌上束。

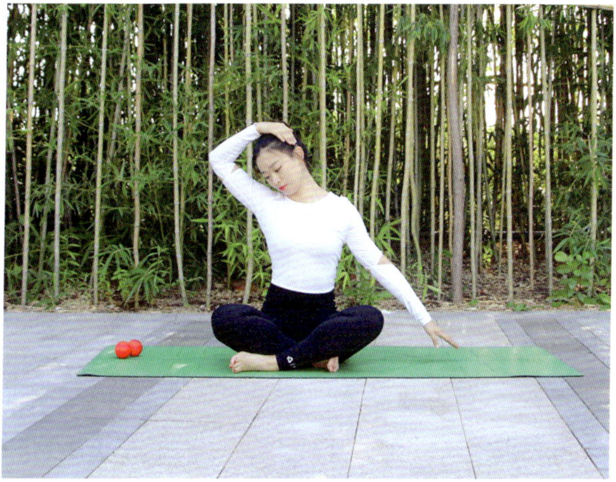

图 6-5-5　颈部后侧拉伸动作示意

③ 仰卧抬头

颈椎是人体最灵活的部位之一，但颈椎的七节椎骨中，上部椎骨和下部椎骨在功能上有所区别。上部椎骨（寰椎、枢椎）是最灵活的，而下部椎骨则主要保持稳定。在仰卧抬头训练中，我们的主要目的也是训练颈椎上部椎骨关节的灵活性，激活深层颈部屈肌，主导颈部的屈曲动作。

仰卧在垫上，双手放在身体两侧，收紧下巴，微微抬头。很快你就能感受到颈部深处，尤其是靠近喉部位置会有肌肉发力的酸痛感。坚持至力竭，休息 30 秒，进行下一组。

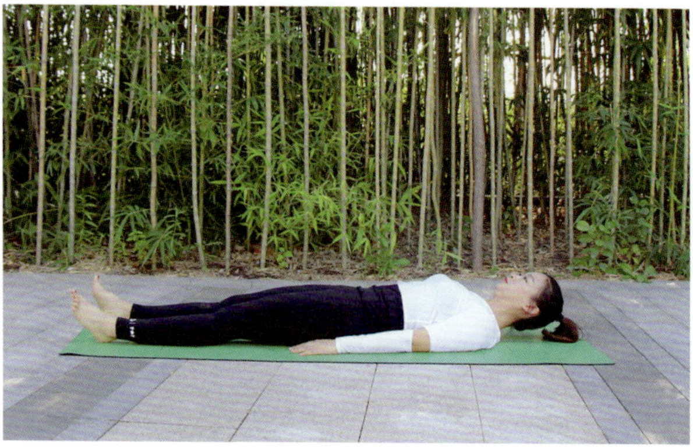

图 6-5-6　仰卧抬头训练上部颈椎灵活性

④ 弹力带颈部后缩

通过颈部后缩训练,可以帮助在头前倾姿态中前引的颈椎回缩至中立位。

盘腿坐在垫子上,双手持弹力带绕过头部,眼睛平视双手。双手向前伸展的同时,颈部后缩。注意身体的其他部位应处于放松状态。

坐姿的训练有所成效之后,可以将这个动作结合到动态的练习当中。比如坐在凳子上,屈曲髋关节,然后站起来。期间双手和头部的相对位置不应发生变化,弹力带应始终保持张力。这样的训练可以逐步使颈部回缩并整合到更复杂的运动当中。

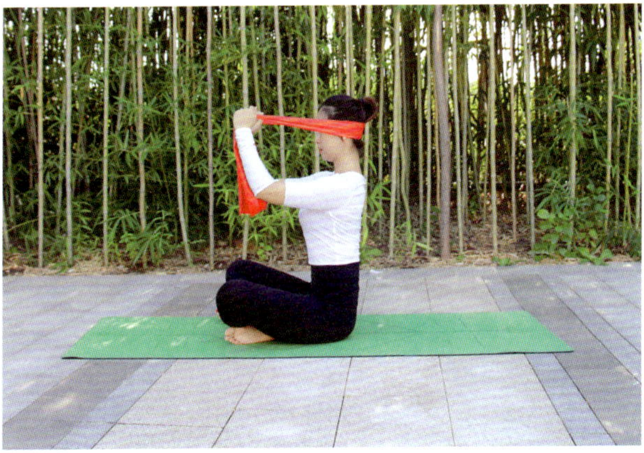

图 6-5-7　弹力带辅助颈部后缩

工具六　足踝的功能平衡

　　足踝是日常站立、步行和运动时身体与地面接触的部位，我们通过足部传递地面的反作用力和关于地面的信息，能感受到在不同类型的地面走路时不一样的体验。人体的足踝密布了大量的感受器，这些感受器的敏感度和下肢的姿势控制关系非常密切。

　　足部和踝关节有不同的功能需求，但互相之间常常需要紧密合作，因此我们将这两个部位整合起来进行训练。

动作 1　放松

① **小腿后侧**

小腿后侧的肌肉包括腓肠肌、比目鱼肌，它们都是常见的容易紧张的肌肉，这种紧张状态会限制踝关节背屈，从而导致下肢的多种体态异常。

将泡沫轴放在小腿下方，一侧腿放在另一侧腿上方，双手置于身后撑起身体，来回滚动身体，放松腓肠肌和比目鱼肌。

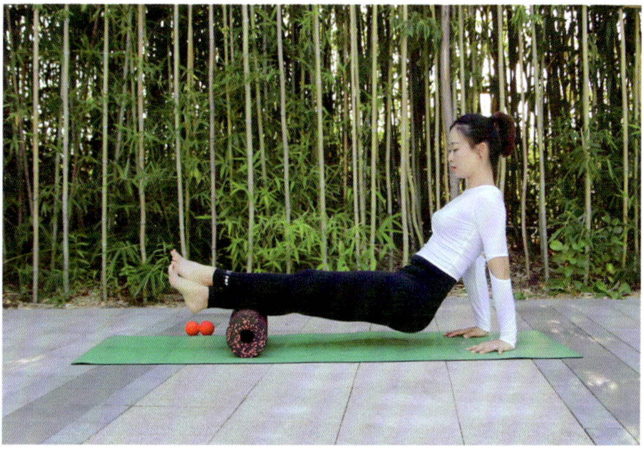

图 6-6-1　泡沫轴辅助按压小腿后侧

② **小腿前侧**

小腿前侧的肌肉包括胫骨前肌、踇长伸肌等。

从支撑位开始，泡沫轴置于身体下方，将一侧小腿的前外侧放在泡沫轴上来回滚动。双手和另一侧脚支撑身体。

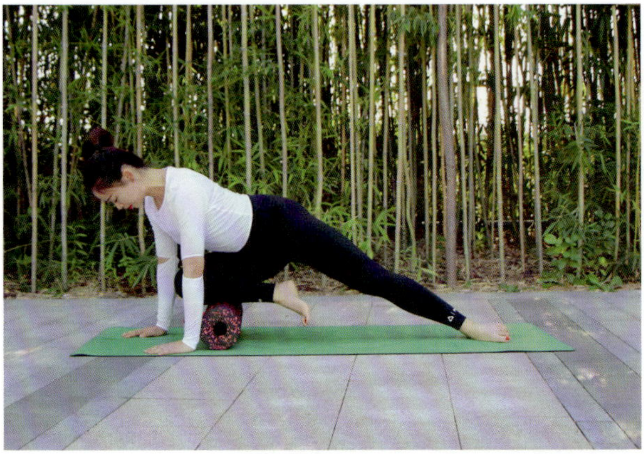

图 6-6-2　泡沫轴辅助按压小腿前外侧

③ 足背

足背的放松经常被很多人忽视，足背是踇长伸肌和趾长伸肌的通道，这些肌肉紧张会影响脚趾在动作中的参与。不少案例中，一些人在自然站立时，脚趾会翘起来（即伸展状态）。

用花生球或筋膜球按摩足背，从上往下、从左往右，依次全面进行放松。

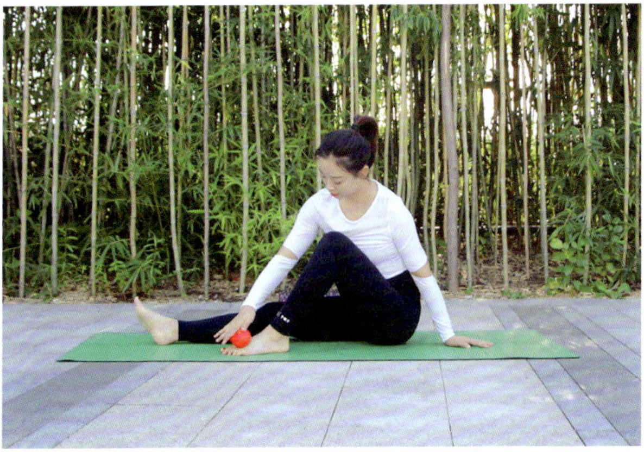

图 6-6-3　花生球辅助按摩足背

④ 足底

足底筋膜和身体后侧链的肌筋膜在结构和功能上有着深入的联系,足底筋膜紧张,会限制踝背屈的幅度,从而导致下肢的体态问题。可以在站姿或坐姿中用花生球或筋膜球进行放松。

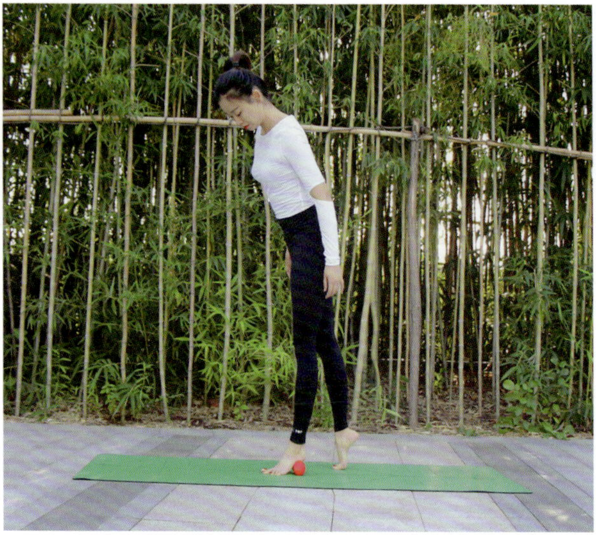

图 6-6-4　花生球辅助按摩足底

动作 2　拉伸

① **跖屈对应的肌群**

踝关节中立位是 90°（相对于小腿），跖屈即足尖下垂绷直，远离小腿前侧，小腿与踝关节之间大于 90°。跖屈运动会涉及小腿三头肌、拇长屈肌、趾长屈肌、胫骨后肌、腓骨长肌和腓骨短肌等。

将泡沫轴置于身前，双腿以小腿跪在泡沫轴上，前脚背始终着地，膝关节应和第二根脚趾对齐，小腿前侧可以感受到明显的拉伸感。可以通过调整躯干的位置增加或减少拉伸的强度。

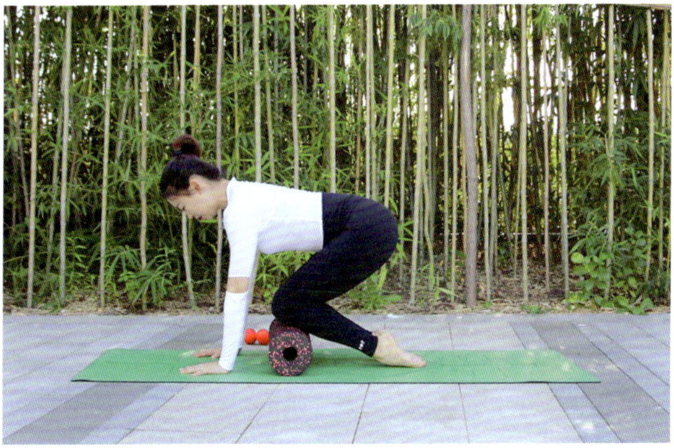

图 6-6-5　跖屈肌群拉伸动作示意

除了屈膝姿势下拉伸踝跖屈肌之外,在直腿的姿势下,也能够拉伸踝跖屈肌中的腓肠肌,因为腓肠肌既参与踝关节的跖屈,也参与屈膝。利用图 6-6-6 中的动作可以拉伸腓肠肌。

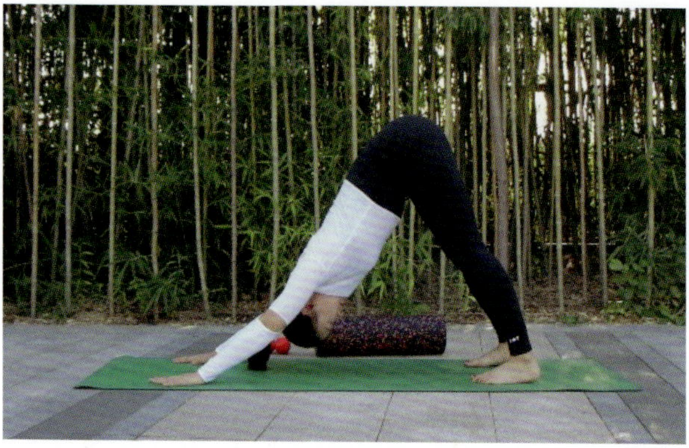

图 6-6-6　腓肠肌拉伸动作示意

② **背屈对应的肌群**

背屈即足尖上勾，靠近小腿前侧，小腿与踝关节之间小于90°。背屈运动会涉及胫骨前肌、拇长伸肌、趾长伸肌和第三腓骨肌等。

在跖屈的姿势上进行变换，将前脚背着地改为前脚掌着地，双手撑于泡沫轴前的地面上，躯干前倾。脚背和小腿后侧有明显拉伸感，这个动作可以帮助脚背活动度比较好的人进一步提高。

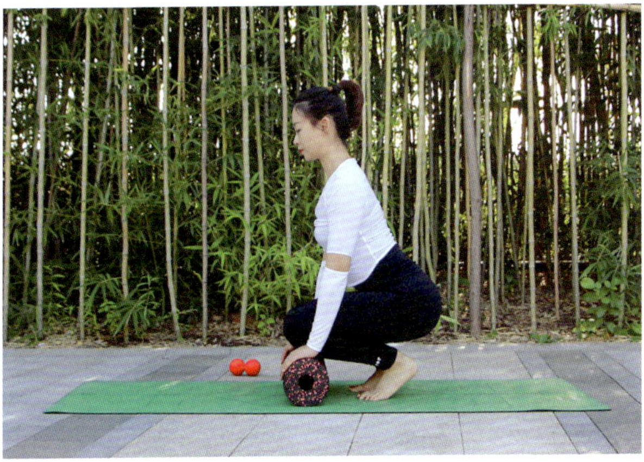

图 6-6-7 踝背屈肌群拉伸动作示意

③ 外翻肌群

足外翻也是常见的足部姿势异常情况，常常遇到足弓塌陷、足外翻和踝关节背屈受限同时发生的情况。

盘腿坐在垫子上，一只手握住脚踝，另一只手握住脚尖，并向内踝方向拉伸，外踝处应能感受到明显的拉伸感。

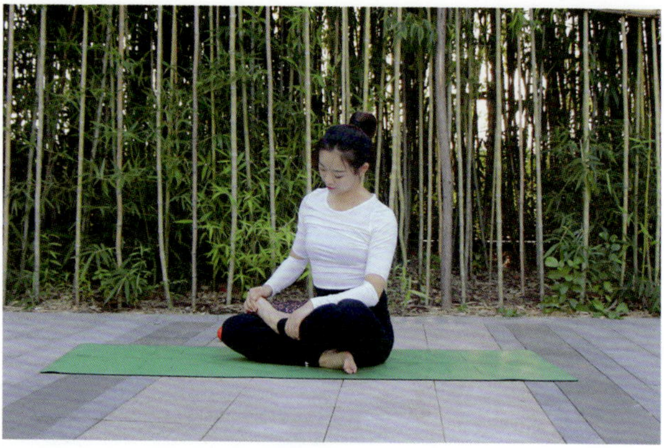

图 6-6-8　外翻肌群拉伸动作示意

动作 3 勾绷脚

勾绷脚源于芭蕾基础训练，可以在坐姿、站姿等姿势中进行。

坐在垫子上，双腿伸直，做踝关节背屈的同时勾起脚尖。然后伸展足背并绷紧脚尖。

这个动作是针对足部和踝关节的局部训练动作，也作为整体训练前的激活动作。可以在这个动作上增加弹力带，给予更大的阻力。

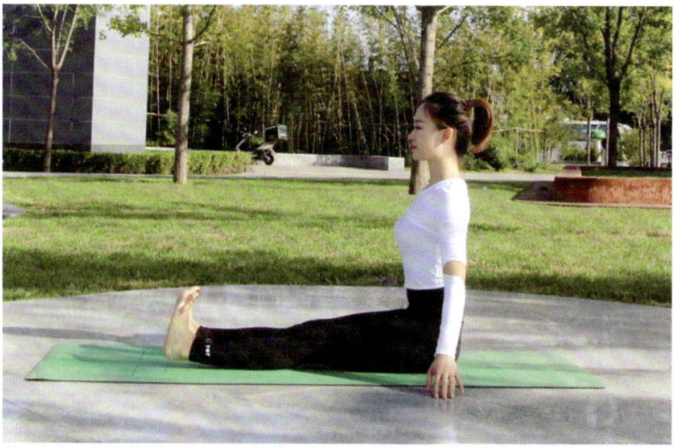

图 6-6-9 勾起脚尖

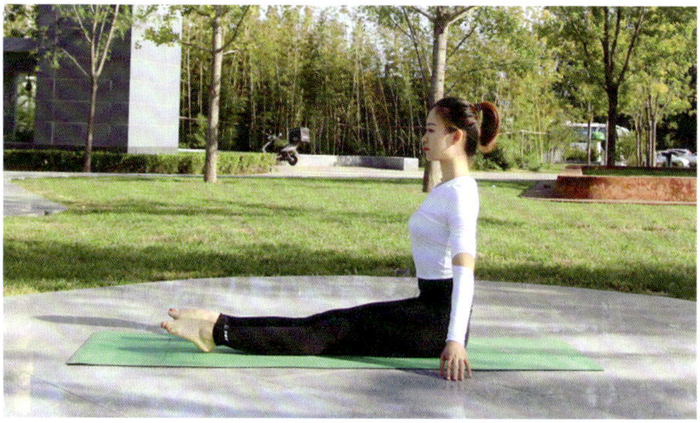

图 6-6-10 绷紧脚尖

动作 4　重心移动

足部分布着大量感受器，能够感受力的变化。我们可以通过在站姿中重心的转移，增强足部的本体感知能力。

身体可以向不同方向摆动，同时，身体重心也随之改变。尝试慢慢地增加身体摆动的幅度，更大范围地调动足部各个区域的本体感知，包括脚后跟、脚掌和脚趾。

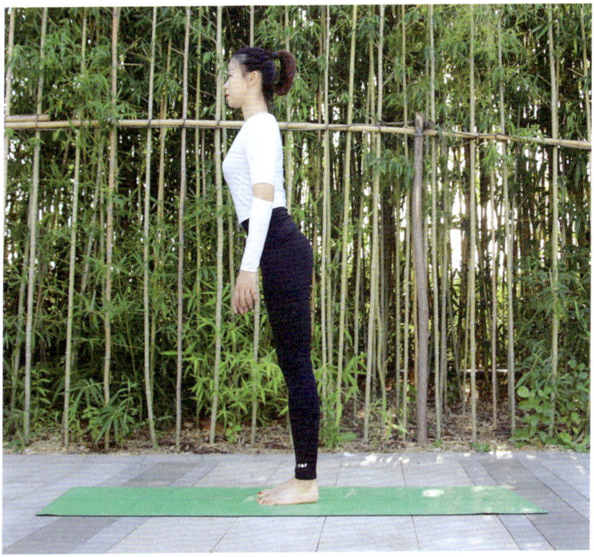

图 6-6-11　前移

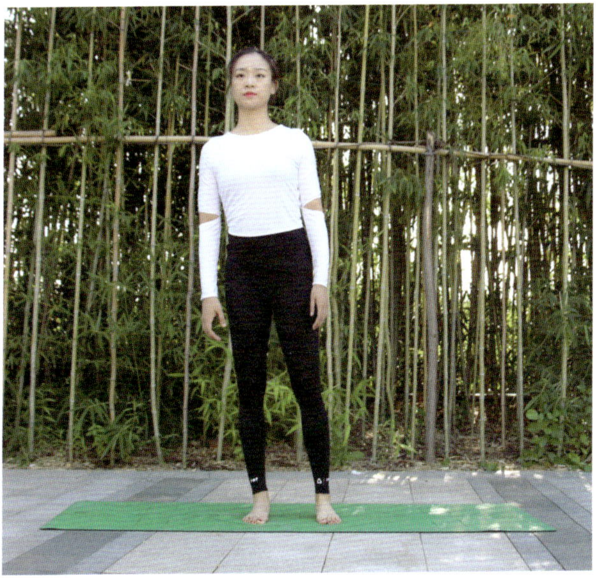

图 6-6-12　对侧移

动作 5　双腿交替踮立

踮立（Relevé）也是芭蕾中的动作，原意为踮起脚，抬起身体。在站姿中，交替进行身体两侧足部的踮立动作，可以增强足弓的稳定性。动作过程中，注意重心在身体两侧的平稳变换。

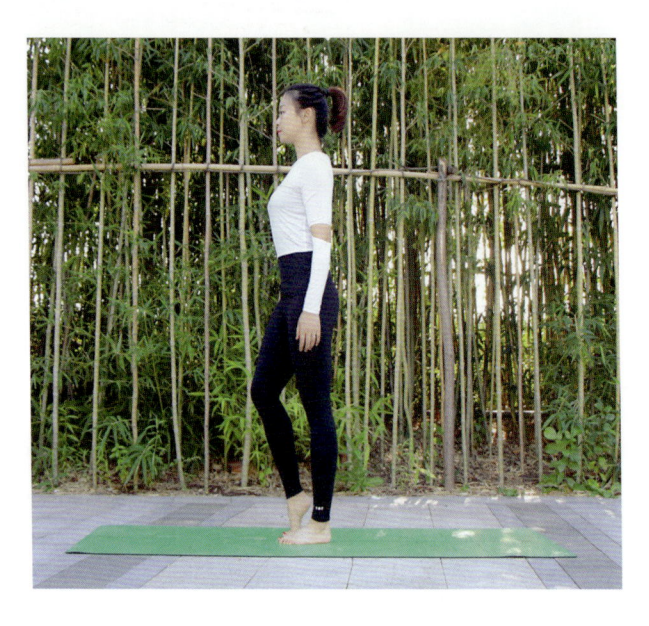

图 6-6-13　双脚交替踮立

工具七　背部强化

背部紧绷、缺乏弹性是上肢和核心区域多种体态异常的直接原因。在久坐的现代生活方式中，我们对身体背部的使用常常比较单调，要么长时间紧绷，要么长时间松弛，这些都是缺乏弹性的表现。背部强化的目标是让其更多地参与动作，从而增强脊柱的抗屈曲能力，提升肩胛骨的稳定性。

动作 1　俯卧两头起

俯卧两头起在俯卧的姿势上，又同时抬起手臂和腿部，伸展脊椎。

有两种方式完成俯卧两头起：一是保持在两头起的最高点，进行背肌的等长收缩，增加手臂在不同方向的动作。二是进行背肌的向心收缩和离心收缩训练，即不保持在最高点，而是手脚两头交替抬起，这样可以更好地将呼吸和背部训练配合起来。

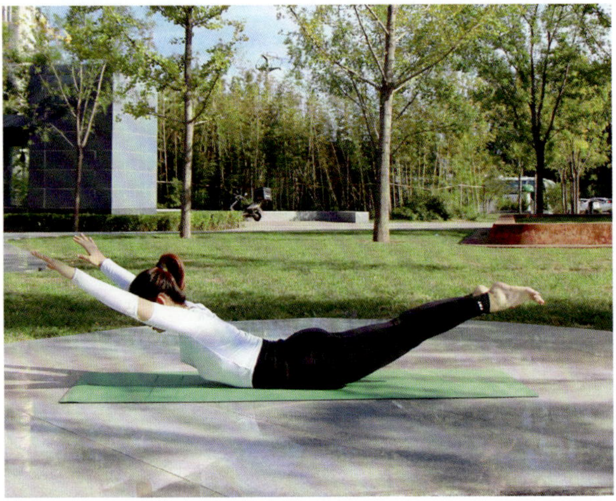

图 6-7-1　俯卧两头起动作示意

动作 2　侧板支撑

侧板支撑之所以可以作为背部强化动作，是因为支撑侧的上肢稳定需要肩胛骨良好的稳定性。因此，上肢的支撑并非是被动撑住，而是主动维持稳定，肘部和小臂用力向下推，将肩部和躯干撑起来。

侧板支撑是在侧卧的姿势上用肘部支撑，抬起身体。双脚可以一前一后放置，躯干和下肢处于同一平面。

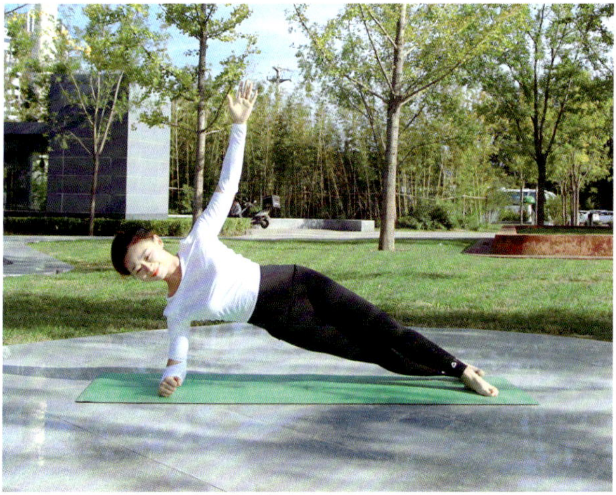

图 6-7-2　侧板支撑动作示意

动作 3　体前屈肩肱动作

良好的背部肌肉功能对于维持躯干姿势很重要，体前屈肩肱动作是在站立姿势中髋关节屈曲的状态下，进行手臂的动作，从而增强背部肌肉的抗屈曲能力，恢复正常的肩肱节律。

从自然站立的姿势开始，屈曲髋关节和膝关节，将躯干移动至半俯身的姿势。注意背部不能过度伸展或拱起，整个背部看起来是一个平面。双手打开，可以选择不同方向的动作，朝后、朝上，也可以增加手臂的内旋和外旋（见图 6-7-3 和图 6-7-4）。

刚进行这个动作的训练时，最先感到疲劳的可能是下背部。需要注意背部是否过度紧绷了，在这个动作中，仍然要使用三维呼吸。

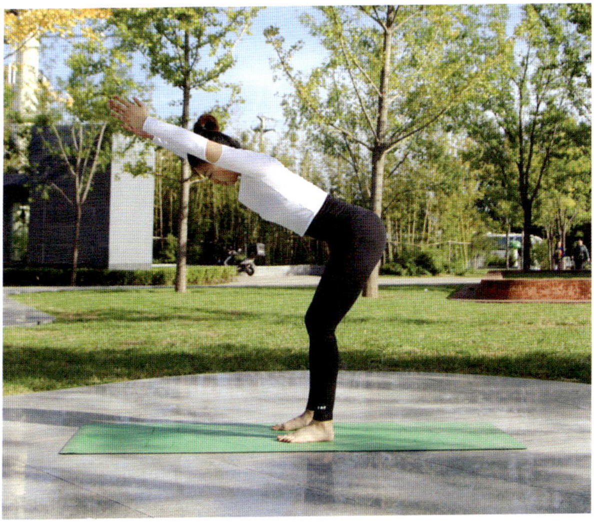

图 6-7-3 俯身屈曲髋关节和膝关节

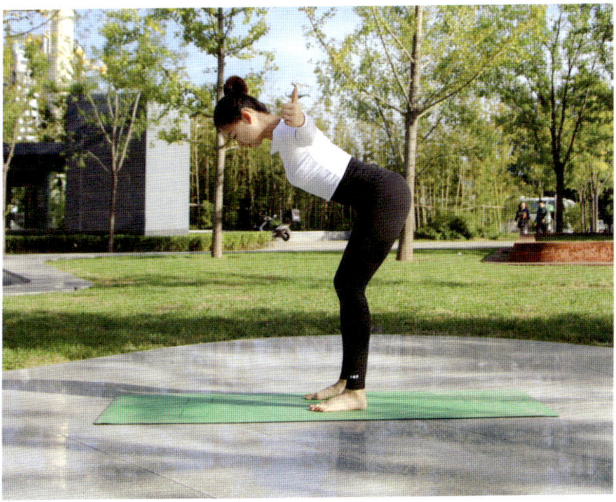

图 6-7-4 手臂辅助动作

动作 4 肩胛俯卧撑

肩胛俯卧撑是针对肩胛骨在矢状面稳定性的训练动作。

根据自身情况可以选择跪姿或直腿的姿势,双手打开且与肩同宽,中指朝前,用全手掌支撑身体;躯干和大腿在一个平面,注意肘部不要过度伸展,可以微微屈曲。头部与躯干齐平,收紧肩胛骨,贴紧躯干。

准备好之后,两侧手臂保持支撑,慢慢下降躯干,前锯肌进行离心收缩,然后再做向心收缩,最后让躯干回到起始位置。

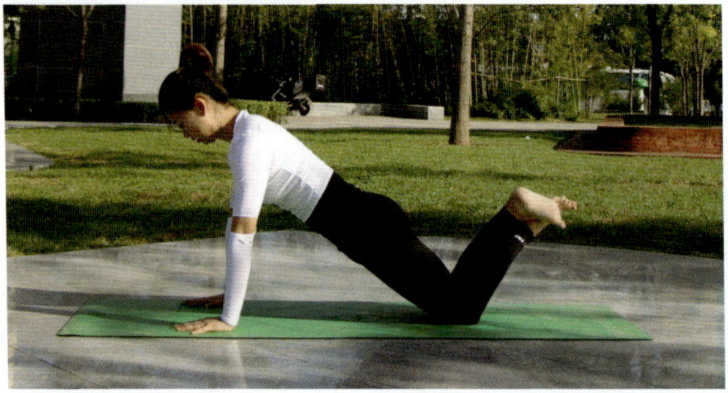

图 6-7-5 跪姿准备

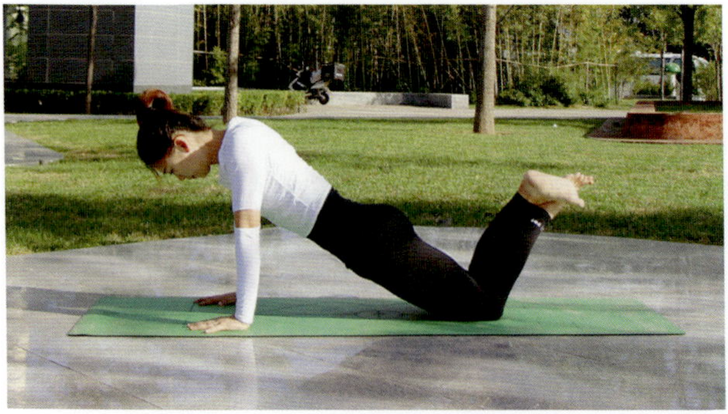

图 6-7-6 下降躯干

工具八　下肢整合

人体的下肢包括多个关节,有髋关节、膝关节、踝关节等。在人体生物力学中,不管是做什么动作,这些关节的对齐是基本原则。由于构成下肢关节的骨骼以长骨为主,如果出现排列不当,很有可能导致较大的关节力矩,进而造成关节损伤。

动作 1　下犬式过渡

下犬式是瑜伽的基础体式之一，一般针对身体后侧链的激活与拉伸。在下犬式的基础上增加下肢关节的屈曲和伸展，可以很好地练习下肢整合动作中的关节对齐。

从准备动作开始，双脚和双手支撑身体，头和坐骨向两端延伸。如果髋关节柔韧性受限，可以适当屈膝，但务必保证全脚掌着地，膝盖、第二根脚趾和第三根手指朝前（见图6-8-1）。

调整完起始姿势之后，手掌保持支撑，缓缓抬起脚后跟，直至脚趾头和脚趾跟（跖趾关节）支撑身体。此时，脚趾不应发生扭转，膝关节向外打开，避免内扣，手掌感到受力增加，身体向前、向上推动（见图6-8-2）。

保持脚趾支撑，缓缓屈曲膝关节，再将躯干降下。最后伸展膝关节，下降脚后跟至地面，回到起始姿势（见图6-8-3）。

整个动作过程中，关注重点在于始终保持足、踝、膝、髋的对齐。如果发现膝关节总是习惯性内扣，可以在膝关节处套上一根弹力带，提示身体要打开髋关节。

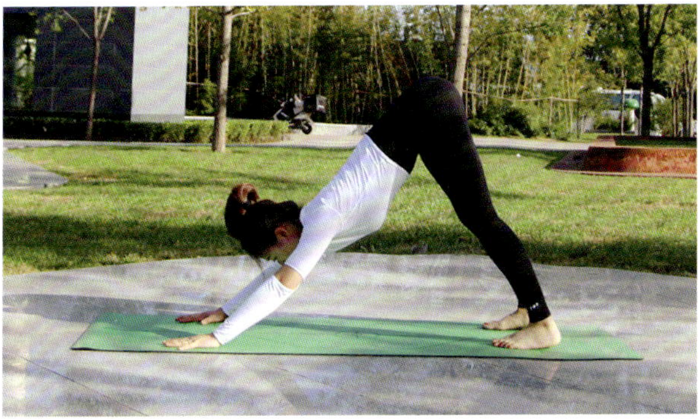

图 6-8-1　下犬式起始动作

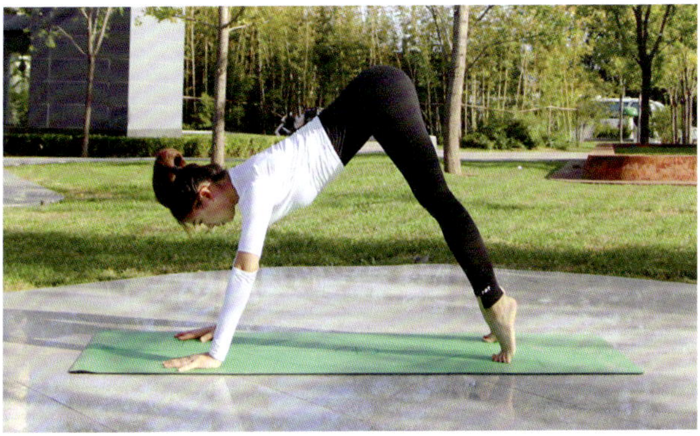

图 6-8-2　抬起后脚跟

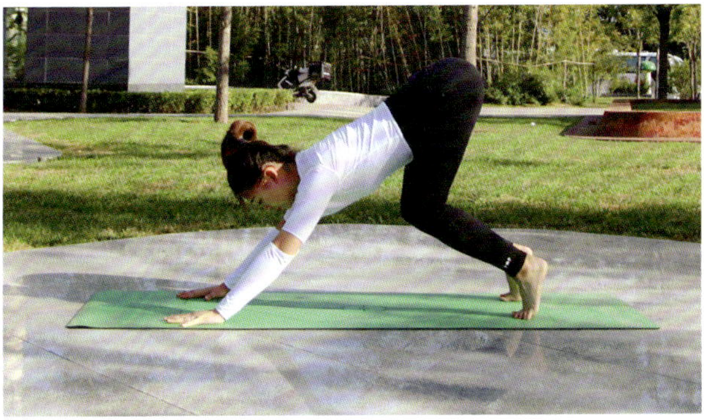

图 6-8-3　屈曲膝关节

动作 2　单腿硬拉

单腿硬拉是一个功能性很强，但也颇具挑战的动作，它可以训练支撑腿的稳定和平衡能力，改善核心稳定性，同时也是身体对侧运动模式的练习。

从单腿站立姿势开始，动作侧的腿、手臂要和躯干持平。动作时，躯干应绕着髋关节从直立到俯身，支撑腿可适当屈膝。动作侧的手和脚掌向两端延伸。

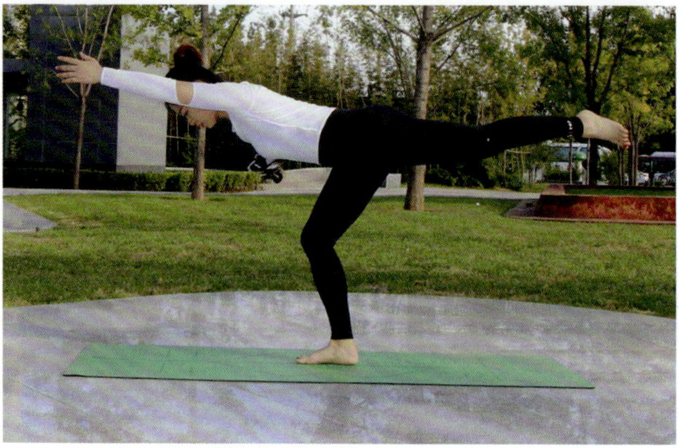

图 6-8-4　单腿硬拉动作示意

动作 3　半足尖屈膝

屈膝（plie）是古典芭蕾训练中的基本动作，原意为蹲。半足尖屈膝将半足尖踮立和屈膝动作结合，在髋部外展、外旋时，增强髋、膝、踝之间的配合。

首先，采用半足尖踮立的方式，双脚打开且与肩同宽，脚尖朝外，脚后跟抬起。核心收紧，头部向上延伸，双臂向身体两侧展开。下巴微微内收，想象自己站在山顶向远处看。

保持躯干姿势，同时也保持脚趾的稳定支撑，足弓绷紧，屈曲髋关节和膝关节。可根据自身的实际情况，调整下蹲的深度。

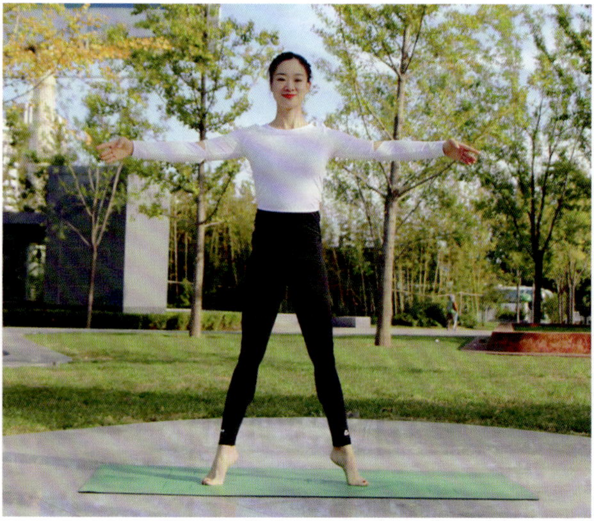

图 6-8-5　半足尖踮立

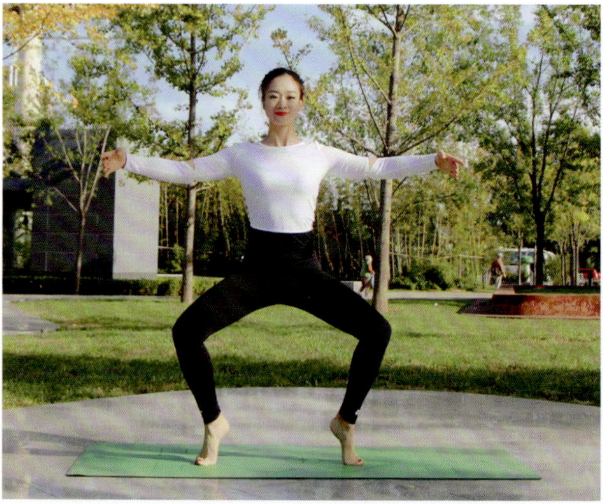

图 6-8-6　配合屈膝动作

动作 4　单腿奔跑

单腿奔跑和单腿硬拉有相似之处，都是一侧下肢支撑，另一侧下肢和两侧上肢进行动作。不同的是，单腿奔跑更接近我们日常生活中的动作，更加连续、流畅和协调。

动作过程仍然不宜太快，而是要在缓慢而匀速的状态中，保持支撑侧下肢的稳定和平衡。注意不要同手同脚，要想象自己真的在奔跑，不管是支撑侧还是动作侧的下肢，髋、膝、踝的对齐都需要始终保持。

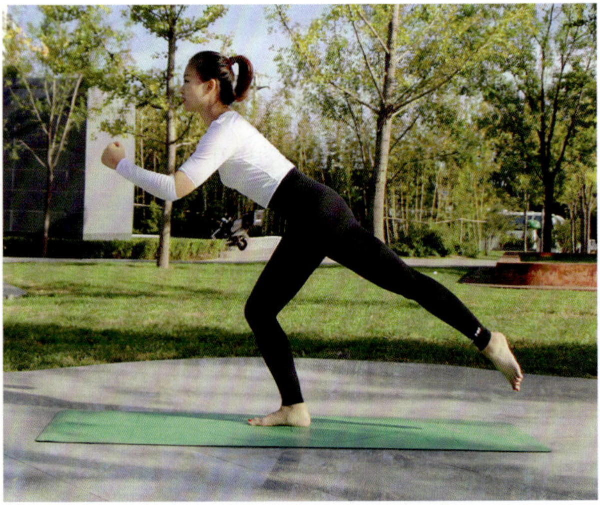

图 6-8-7　做出奔跑后迈步的姿势

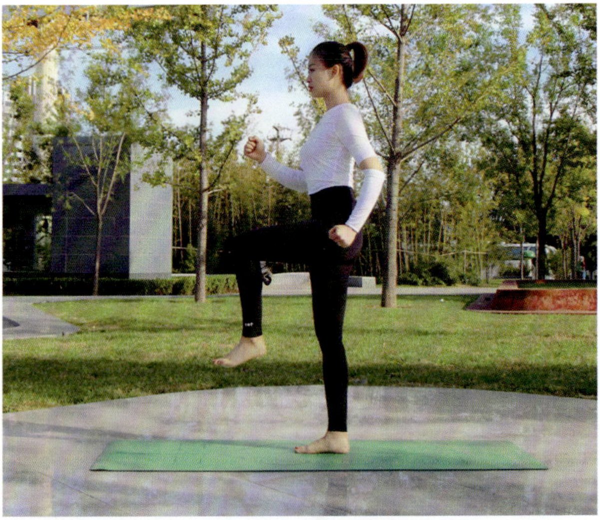

图 6-8-8　直立姿势

动作 5　顶髋深蹲

顶髋深蹲是以深蹲为基础，强化伸髋的动作。在标准的深蹲动作中，髋关节、膝关节和踝关节的动作几乎同时发生，从而将身体负荷均匀分配到这些关节。然而，由于很多人在深蹲时，动作连续性不足，导致大腿前侧的伸膝肌群（股四头肌）主导了深蹲，大腿前侧已经力竭，臀部却还没有感觉。顶髋深蹲则是在站起来的过程中，强调髋关节的伸展，此时是臀肌主导动作。

从双腿站立开始，两侧手臂伸直放在身前。核心收紧，平视前方。屈曲髋关节、膝关节和踝关节，下蹲至大腿前侧接近水平面。

站起时，感受臀肌的收紧，髋关节首先伸展。由于伸膝幅度较小，因此大腿前侧和大腿后侧肌肉的参与减少，从而更有效地训练臀肌。同时，在站起过程中，踝关节的背屈幅度也会增加，这能够改善踝关节灵活性。髋、膝、踝的对齐在这个动作中仍然需要保持。

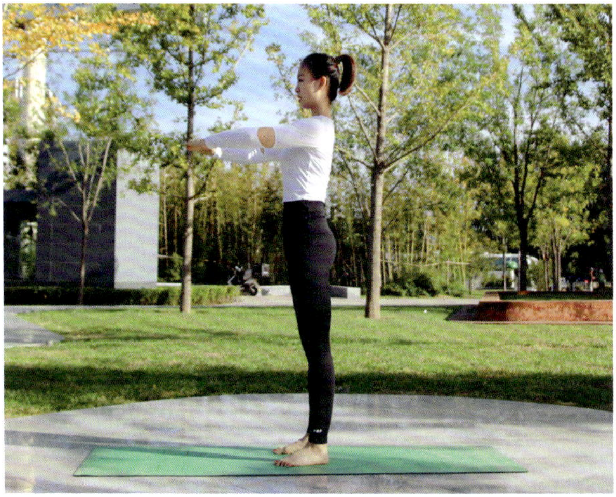

图 6-8-9　直立姿势开始

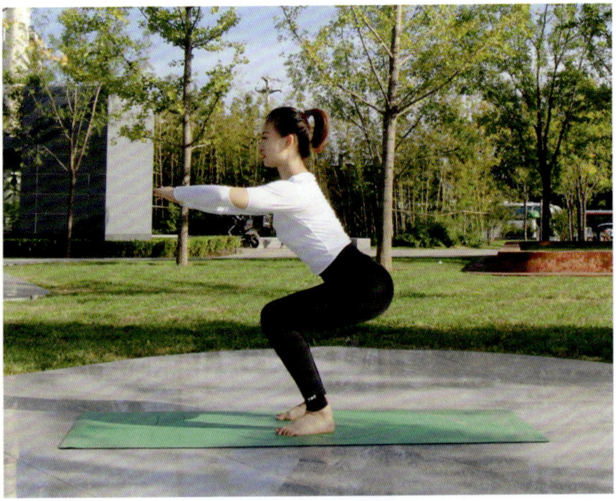

图 6-8-10 深蹲

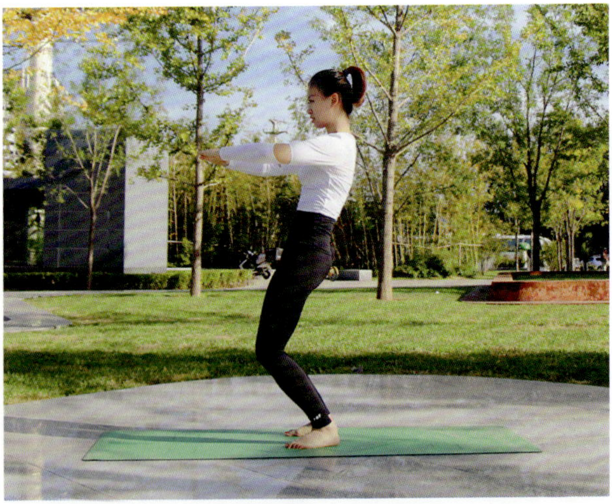

图 6-8-11 顶髋

第七章

持续：
制订你的专属计划

第六章的八种工具，你是否已经掌握了呢？

你可能会问，八种工具中有那么多动作，每周得花多少时间来训练呢？实际上，各项训练计划会对应不同训练目标和训练时间。在本章，我们设计了针对上半身、核心区域、下半身和全身的体态改善训练计划，每份计划为期28天，包含了每天15～20分钟和30～40分钟两种方案。

当然，这些计划只是提供一个安排自己训练的模板，我们希望你能够为自己量身设计训练计划。如果一开始的时候，你还不知道该如何设计，那么可以先从这些模板中选择一个，经过一段时间的练习之后，相信你会对自己和这些训练动作多一些了解。

对于改善体态而言，训练的频率比训练的总时长更重要，每天坚持练习远远好过平时完全不训练，而只在心血来潮的时候练两三个小时。另外，在训练时，如果碰到自己无法掌握的动作，可以先跳过。如果出现不适或疼痛的情况，则需要马上停止，并咨询医生。

第六章中使用的动作对于大多数人来说是安全有效的，但并不适用于所有人，有以下症状的人，需要避免进行或立刻停止训练。

- 骨折未痊愈。
- 关节损伤急性期。
- 高血压及其他心血管问题。

- 发烧。
- 经期疼痛时期。
- 妊娠期。
- 持续性头疼、头晕。
- 骨质疏松或有骨折风险。
- 改善训练过程中出现疼痛或肿胀。
- 有摔倒风险。

第一节　上半身训练计划模板

这项为期 28 天的上半身训练计划，可以改善上半身的体态问题，包括头前倾、头侧倾和旋转、圆肩、肩胛翼状、驼背、脊柱侧弯等。

方案一：每天训练时间 15～20 分钟

第一天	第二天	第三天	第四天	第五天	第六天	第七天
工具一	工具三	工具一	工具五	工具一	工具三	工具五
第八天	第九天	第十天	第十一天	第十二天	第十三天	第十四天
工具一	工具三	工具一	工具五	工具一	工具三	工具五
第十五天	第十六天	第十七天	第十八天	第十九天	第二十天	第二十一天
工具一	工具七	工具三	工具七	工具五	工具七	工具一
第二十二天	第二十三天	第二十四天	第二十五天	第二十六天	第二十七天	第二十八天
工具三	工具五	工具七	工具一	工具三	工具五	工具七

方案二：每天训练时间 30～40 分钟

第一天	第二天	第三天	第四天	第五天	第六天	第七天
工具一	工具一、三	工具一、五	工具一、三	工具一、五	工具一、三	工具一、五
第八天	第九天	第十天	第十一天	第十二天	第十三天	第十四天
工具一、三	工具一、五	工具一、三	工具一、五	工具一、三	工具一、五	工具一、三
第十五天	第十六天	第十七天	第十八天	第十九天	第二十天	第二十一天
工具一、五	工具一、七	工具一、三	工具一、七	工具一、五	工具一、七	工具一、三
第二十二天	第二十三天	第二十四天	第二十五天	第二十六天	第二十七天	第二十八天
工具一	工具一、三	工具一、五	工具一、七	工具一、三	工具一、五	工具一、七

第二节 核心区训练计划模板

这项为期 28 天的核心区域训练计划，可以改善核心区的体态问题，包括股骨内旋、骨盆前倾、骨盆后倾、骨盆侧倾和旋转、腰椎过曲、脊柱侧弯等。

方案一：每天训练时间 15～20 分钟

第一天	第二天	第三天	第四天	第五天	第六天	第七天
工具一	工具二	工具三	工具一	工具二	工具三	工具一
第八天	第九天	第十天	第十一天	第十二天	第十三天	第十四天
工具二	工具三	工具一	工具二	工具三	工具四	工具一
第十五天	第十六天	第十七天	第十八天	第十九天	第二十天	第二十一天
工具二	工具三	工具四	工具一	工具四	工具二	工具四
第二十二天	第二十三天	第二十四天	第二十五天	第二十六天	第二十七天	第二十八天
工具三	工具四	工具一	工具四	工具二	工具三	工具四

方案二：每天训练时间 30～40 分钟

第一天	第二天	第三天	第四天	第五天	第六天	第七天
工具一	工具一、二	工具一、三	工具一、二	工具一、三	工具一、二	工具一、三
第八天	第九天	第十天	第十一天	第十二天	第十三天	第十四天
工具一、四	工具一、二	工具一、四	工具一、三	工具一、四	工具一、二	工具一、二
第十五天	第十六天	第十七天	第十八天	第十九天	第二十天	第二十一天
工具一、四	工具一、二	工具一、三	工具一、四	工具一、二	工具一、三	工具一、四
第二十二天	第二十三天	第二十四天	第二十五天	第二十六天	第二十七天	第二十八天
工具一	工具一、二	工具一、三	工具一、四	工具一、二	工具一、三	工具一、四

第三节 下半身训练计划模板

这项为期 28 天的下半身训练计划,可以改善下肢体态问题,包括 O 形腿、X 形腿、X/O 形腿、膝超伸、扁平足、足外翻、跗外翻等。

方案一:每天训练时间 15~20 分钟

第一天	第二天	第三天	第四天	第五天	第六天	第七天
工具一	工具二	工具一	工具二	工具一	工具六	工具一
第八天	第九天	第十天	第十一天	第十二天	第十三天	第十四天
工具二	工具一	工具六	工具一	工具二	工具一	工具六
第十五天	第十六天	第十七天	第十八天	第十九天	第二十天	第二十一天
工具八	工具一	工具八	工具二	工具八	工具六	工具八
第二十二天	第二十三天	第二十四天	第二十五天	第二十六天	第二十七天	第二十八天
工具一	工具八	工具二	工具八	工具一	工具六	工具八

方案二：每天训练时间 30～40 分钟

第一天	第二天	第三天	第四天	第五天	第六天	第七天
工具一	工具一、二	工具一、六	工具一、二	工具一、六	工具一、二	工具一、六
第八天	第九天	第十天	第十一天	第十二天	第十三天	第十四天
工具一、二	工具一、八	工具一、二	工具一、六	工具一、八	工具一、二	工具一、六
第十五天	第十六天	第十七天	第十八天	第十九天	第二十天	第二十一天
工具一、八	工具一、二	工具一、六	工具一、八	工具一、二	工具一、六	工具一、八
第二十二天	第二十三天	第二十四天	第二十五天	第二十六天	第二十七天	第二十八天
工具一	工具一、二	工具一、六	工具一、八	工具一、二	工具一、六	工具一、八

第四节　全身训练计划模板

这项为期 28 天的全身训练计划，用以维持体态改善的成果并进行日常训练，预防体态问题的发生。

方案一：每天训练时间 15～20 分钟

第一天	第二天	第三天	第四天	第五天	第六天	第七天
工具一	工具二	工具三	工具一	工具二	工具三	工具一
第八天	第九天	第十天	第十一天	第十二天	第十三天	第十四天
工具二	工具三	工具四	工具五	工具六	工具四	工具五
第十五天	第十六天	第十七天	第十八天	第十九天	第二十天	第二十一天
工具六	工具一	工具二	工具三	工具四	工具五	工具六
第二十二天	第二十三天	第二十四天	第二十五天	第二十六天	第二十七天	第二十八天
工具七	工具八	工具四	工具五	工具六	工具七	工具八

方案二：每天训练时间 30~40 分钟

第一天	第二天	第三天	第四天	第五天	第六天	第七天
工具一	工具一、二	工具一、三	工具一、四	工具一、二	工具一、三	工具一、四
第八天	第九天	第十天	第十一天	第十二天	第十三天	第十四天
工具一、二	工具一、三	工具一、四	工具一、五	工具一、六	工具一、四	工具一、五
第十五天	第十六天	第十七天	第十八天	第十九天	第二十天	第二十一天
工具一、六	工具一	工具一、二	工具一、三	工具一、四	工具一、五	工具一、六
第二十二天	第二十三天	第二十四天	第二十五天	第二十六天	第二十七天	第二十八天
工具一、七	工具一、八	工具一、四	工具一、五	工具一、六	工具一、七	工具一、八

结束语　回归你的自然生活

当你读到这里的时候,是否已经开始使用本书的方法进行练习了?是否已经准备好回归到你本来的状态,高效、轻松、自在?

人体极其精妙复杂,体态是身心整体状态的反映,包括生理健康、情绪、情感、行为等。没有任何一种方法可以包含关于健康的所有信息,因此我们也无法使用单独某一种方法修复身体和心灵。需要从多个角度、采用多种方法才能加以改善。

虽然本书中侧重于通过练习改善体态,但并不代表练习之外的事情对于体态改善没有影响。在练习之外的生活中,你如何使用自己的身体,如何感知自己的身体,最终都会影响体态改善的结果。身体需要良好的睡眠、均衡的营养、充足的氧气和活动,也需要和大脑之间建立紧密的联系,让身体的动作充满觉察。

一切都是相互联系的。我们需要改变自己的想法和行为,改变对待自身的方式。当开始关注自己的体态,投入体态改善的运动之中,可能更容易发现生活中那些糟糕的习惯,包括使用自己身体的习惯、情绪习惯、思维习惯等。改变习惯需要时间,虽然观念上可以很快发生变化,但需要更加耐心地等待身体去适应,让正确的、健康的习惯成为下意识的行为。

在改善体态的道路上，你可能会遇到各种各样的阻碍，有一些方法能够对你有所帮助。

- 记录你的感受。你还记得上周一早上醒来的时候，身体感受如何吗？我想大多数人都无法回答这个问题，但在体态改善期间，没有比身体感受更加重要的信息了。尝试在每天的不同时间，比如早上、下午和睡觉前，记录当下的感受，持续一段时间之后，你就能发现其中的规律，也能看到自己的训练效果。
- 改变环境。我们注意到环境中的很多因素对体态改善的影响很大，包括使用的床垫类型、办公桌椅的高度、电脑的摆放位置、日常的穿着、卧室的隔音效果等，不应该扭曲自己的身体去适应这样的环境，而是要让它们变得更加适合你的身体。此外，还有一些软性的环境元素，比如常听的音乐。大多数人在城市中生活，日常听到的声音都是单调、尖锐刺耳，这样的声音容易让人紧张，我们更加推荐层次丰富的音乐，自然音乐就是很好的选择。
- 专注。在你每天的生活安排中，是否有一段完整的时间，用来和自己的身体沟通。如果没有，那么至少在练习时，你要专注于身体，将手机、电脑、电视等都关闭，让那段时间完全属于自己，用心地倾听自己的身体。

一旦你能够突破一些障碍，完成了任何想要做的事情，这种成就感会让你感觉更好。如果你通过许多小步骤不断取得进展，那么随着时间的推移，这种积累将为你赢来身体上的奖励。

在这个过程中，你需要学习如何检视你的感受，发现或重建与身体的关系。即使在有些时候，你感觉自己很糟糕，请你注意那个时候身体的真正需要，它是否希望你移动它，活跃起来，开始更深入的呼吸，以激活和调动全身的所有部位。

放慢你的脚步，等身体跟上来，不管你当下的处境如何，回归自然生活都是最佳选择。

愿你身心自在。

图书在版编目（CIP）数据

体态：倾听身体的求救信号 / 万清, 叶佩旭著 . --
北京：中国友谊出版公司, 2019.10
ISBN 978-7-5057-4820-0

Ⅰ.①体… Ⅱ.①万… ②叶… Ⅲ.①疾病—症状—
基本知识 Ⅳ.① R441

中国版本图书馆 CIP 数据核字（2019）第 202644 号

本中文简体版版权归属于银杏树下（北京）图书有限责任公司。

书名	体态：倾听身体的求救信号
作者	万　清　叶佩旭
出版	中国友谊出版公司
发行	中国友谊出版公司
经销	新华书店
印刷	北京盛通印刷股份有限公司
规格	889×1194 毫米　32 开
	6.75 印张　105 千字
版次	2019 年 12 月第 1 版
印次	2019 年 12 月第 1 次印刷
书号	ISBN 978-7-5057-4820-0
定价	49.80 元
地址	北京市朝阳区西坝河南里 17 号楼
邮编	100028
电话	（010）64678009